全国中医药行业高等教育"十三五"规划教材

全国高等中医药院校规划教材（第十版）

ACCESS 中医药数据库教程

（供中医学、中药学、药学类、公共管理类等专业用）

主 编

马星光（北京中医药大学）

副主编

杨　琴（江西中医药大学）	杨　莉（云南中医学院）
李　明（山东中医药大学）	李　丹（黑龙江中医药大学）

编 委

沈俊辉（北京中医药大学）	徐雪松（南京中医药大学）
任　真（甘肃中医药大学）	白　茹（长春中医药大学）
郭穗勋（广东药科大学）	于　静（上海中医药大学）
陈　林（福建中医药大学）	刘慧玲（广州中医药大学）
崔　岩（天津中医药大学）	李　玮（山西中医学院）
王赫楠（辽宁中医药大学）	

中国中医药出版社

·北 京·

图书在版编目（CIP）数据

Access 中医药数据库教程 / 马星光主编 .—北京：中国中医药出版社，2017.3

全国中医药行业高等教育"十三五"规划教材

ISBN 978 - 7 - 5132 - 3988 - 2

Ⅰ . ① A… Ⅱ . ①马… Ⅲ . ①关系数据库系统—应用—中国医药学—中医学院—教材 Ⅳ . ① R2 - 03

中国版本图书馆 CIP 数据核字（2017）第 008202 号

中国中医药出版社出版

北京市朝阳区北三环东路 28 号易亨大厦 16 层
邮政编码 100013
传真 010 64405750
廊坊市晶艺印务有限公司印刷
各地新华书店经销

开本 850×1168 1/16 印张 14 字数 349 千字
2017 年 3 月第 1 版 2017 年 3 月第 1 次印刷
书号 ISBN 978 - 7 - 5132 - 3988 - 2

定价 38.00 元
网址 www.cptcm.com

社长热线 010 64405720
购书热线 010 64065415 010 64065413
微信服务号 zgzyycbs

书店网址 csln.net/qksd/
官方微博 http：//e.weibo.com/cptcm

淘宝天猫网址 http：//zgzyycbs.tmall.com

全国中医药行业高等教育"十三五"规划教材

全国高等中医药院校规划教材（第十版）

专家指导委员会

名誉主任委员

王国强（国家卫生计生委副主任、国家中医药管理局局长）

主 任 委 员

王志勇（国家中医药管理局副局长）

副主任委员

王永炎（中国中医科学院名誉院长、中国工程院院士）

张伯礼（教育部高等学校中医学类专业教学指导委员会主任委员、
　　　　中国中医科学院院长、天津中医药大学校长、中国工程院院士）

卢国慧（国家中医药管理局人事教育司司长）

委　　　员（以姓氏笔画为序）

马存根（山西中医学院院长）

王　键（安徽中医药大学校长）

王国辰（中国中医药出版社社长）

王省良（广州中医药大学校长）

方剑乔（浙江中医药大学校长）

孔祥骊（河北中医学院院长）

石学敏（天津中医药大学教授、中国工程院院士）

匡海学（教育部高等学校中药学类专业教学指导委员会主任委员、
　　　　黑龙江中医药大学教授）

吕文亮（湖北中医药大学校长）

刘振民（全国中医药高等教育学会顾问、北京中医药大学教授）

安冬青（新疆医科大学副校长）

许二平（河南中医药大学校长）

孙忠人（黑龙江中医药大学校长）

严世芸（上海中医药大学教授）

李秀明（中国中医药出版社副社长）

李金田（甘肃中医药大学校长）

杨　柱（贵阳中医学院院长）

杨关林（辽宁中医药大学校长）

杨金生（国家中医药管理局中医师资格认证中心主任）

宋柏林（长春中医药大学校长）

张欣霞（国家中医药管理局人事教育司师承继教处处长）

陈可冀（中国中医科学院研究员、中国科学院院士、国医大师）

陈立典（福建中医药大学校长）

陈明人（江西中医药大学校长）

武继彪（山东中医药大学校长）

林超岱（中国中医药出版社副社长）

周永学（陕西中医药大学校长）

周仲瑛（南京中医药大学教授、国医大师）

周景玉（国家中医药管理局人事教育司综合协调处副处长）

胡　刚（南京中医药大学校长）

洪　净（全国中医药高等教育学会理事长）

秦裕辉（湖南中医药大学校长）

徐安龙（北京中医药大学校长）

徐建光（上海中医药大学校长）

唐　农（广西中医药大学校长）

梁繁荣（成都中医药大学校长）

路志正（中国中医科学院研究员、国医大师）

熊　磊（云南中医学院院长）

秘　书　长

王　键（安徽中医药大学校长）

卢国慧（国家中医药管理局人事教育司司长）

王国辰（中国中医药出版社社长）

办公室主任

周景玉（国家中医药管理局人事教育司综合协调处副处长）

林超岱（中国中医药出版社副社长）

李秀明（中国中医药出版社副社长）

全国中医药行业高等教育"十三五"规划教材

编审专家组

组　长

王国强（国家卫生计生委副主任、国家中医药管理局局长）

副组长

张伯礼（中国工程院院士、天津中医药大学教授）

王志勇（国家中医药管理局副局长）

组　员

卢国慧（国家中医药管理局人事教育司司长）

严世芸（上海中医药大学教授）

吴勉华（南京中医药大学教授）

王之虹（长春中医药大学教授）

匡海学（黑龙江中医药大学教授）

王　键（安徽中医药大学教授）

刘红宁（江西中医药大学教授）

翟双庆（北京中医药大学教授）

胡鸿毅（上海中医药大学教授）

余曙光（成都中医药大学教授）

周桂桐（天津中医药大学教授）

石　岩（辽宁中医药大学教授）

黄必胜（湖北中医药大学教授）

前　言

为落实《国家中长期教育改革和发展规划纲要（2010-2020年）》《关于医教协同深化临床医学人才培养改革的意见》，适应新形势下我国中医药行业高等教育教学改革和中医药人才培养的需要，国家中医药管理局教材建设工作委员会办公室（以下简称"教材办"）、中国中医药出版社在国家中医药管理局领导下，在全国中医药行业高等教育规划教材专家指导委员会指导下，总结全国中医药行业历版教材特别是新世纪以来全国高等中医药院校规划教材建设的经验，制定了"'十三五'中医药教材改革工作方案"和"'十三五'中医药行业本科规划教材建设工作总体方案"，全面组织和规划了全国中医药行业高等教育"十三五"规划教材。鉴于由全国中医药行业主管部门主持编写的全国高等中医药院校规划教材目前已出版九版，为体现其系统性和传承性，本套教材在中国中医药教育史上称为第十版。

本套教材规划过程中，教材办认真听取了教育部中医学、中药学等专业教学指导委员会相关专家的意见，结合中医药教育教学一线教师的反馈意见，加强顶层设计和组织管理，在新世纪以来三版优秀教材的基础上，进一步明确了"正本清源，突出中医药特色，弘扬中医药优势，优化知识结构，做好基础课程和专业核心课程衔接"的建设目标，旨在适应新时期中医药教育事业发展和教学手段变革的需要，彰显现代中医药教育理念，在继承中创新，在发展中提高，打造符合中医药教育教学规律的经典教材。

本套教材建设过程中，教材办还聘请中医学、中药学、针灸推拿学三个专业德高望重的专家组成编审专家组，请他们参与主编确定，列席编写会议和定稿会议，对编写过程中遇到的问题提出指导性意见，参加教材间内容统筹、审读稿件等。

本套教材具有以下特点：

1. 加强顶层设计，强化中医经典地位

针对中医药人才成长的规律，正本清源，突出中医思维方式，体现中医药学科的人文特色和"读经典，做临床"的实践特点，突出中医理论在中医药教育教学和实践工作中的核心地位，与执业中医（药）师资格考试、中医住院医师规范化培训等工作对接，更具有针对性和实践性。

2. 精选编写队伍，汇集权威专家智慧

主编遴选严格按照程序进行，经过院校推荐、国家中医药管理局教材建设专家指导委员会专家评审、编审专家组认可后确定，确保公开、公平、公正。编委优先吸纳教学名师、学科带头人和一线优秀教师，集中了全国范围内各高等中医药院校的权威专家，确保了编写队伍的水平，体现了中医药行业规划教材的整体优势。

3. 突出精品意识，完善学科知识体系

结合教学实践环节的反馈意见，精心组织编写队伍进行编写大纲和样稿的讨论，要求每门教材立足专业需求，在保持内容稳定性、先进性、适用性的基础上，根据其在整个中医知识体系中的地位、学生知识结构和课程开设时间，突出本学科的教学重点，努力处理好继承与创新、理论与实践、基础与临床的关系。

4. 尝试形式创新，注重实践技能培养

为提升对学生实践技能的培养，配合高等中医药院校数字化教学的发展，更好地服务于中医药教学改革，本套教材在传承历版教材基本知识、基本理论、基本技能主体框架的基础上，将数字化作为重点建设目标，在中医药行业教育云平台的总体构架下，借助网络信息技术，为广大师生提供了丰富的教学资源和广阔的互动空间。

本套教材的建设，得到国家中医药管理局领导的指导与大力支持，凝聚了全国中医药行业高等教育工作者的集体智慧，体现了全国中医药行业齐心协力、求真务实的工作作风，代表了全国中医药行业为"十三五"期间中医药事业发展和人才培养所做的共同努力，谨向有关单位和个人致以衷心的感谢！希望本套教材的出版，能够对全国中医药行业高等教育教学的发展和中医药人才的培养产生积极的推动作用。

需要说明的是，尽管所有组织者与编写者竭尽心智，精益求精，本套教材仍有一定的提升空间，敬请各高等中医药院校广大师生提出宝贵意见和建议，以便今后修订和提高。

国家中医药管理局教材建设工作委员会办公室

中国中医药出版社

2016 年 6 月

编写说明

数据库技术是当今应用最广泛的计算机技术之一。Microsoft Access 是功能强大的关系型数据库管理系统，可组织、存储并管理任何类型和任意数量的信息，当前最新版本为 2016（16.0）。数据库技术已经应用于中医药领域的诸多方面，如中医文献、中医证候、中药有效成分、方剂的配伍规律研究等方面，正在发挥着越来越重要的作用。

本教材作为全国中医药行业高等教育"十三五"规划教材之一，将数据库技术与中医药专业紧密结合，以"中医门诊"示例数据库贯穿全书，通过 50 个实例介绍了数据库技术在中医药领域的典型应用，包括中医药数据库设计、药对配伍分析、中医药数据规范化方法、中医处方打印和中药毒性检查等。读者通过学习可以掌握数据库系统知识、程序设计方法，培养中医药数据分析和应用开发能力，形成多学科的知识结构。

书中详细讲解了数据库中表、查询、窗体、报表、宏、模块的用法和 Access2007/2010/2013/2016 中的新功能，包括新数据类型、多值字段、快速筛选、布局视图、导航窗体、附件控件、条件格式、宏设计器等内容。

教材的适用对象包括中医药高等院校中医学、中药学、药学类、公共管理类等专业学生、教师，中医药管理、科研工作者，中医药产业信息化人员，以及其他 Access 用户。

教材网站 https://xdata.sharepoint.cn/access/ 提供了资料下载，其中包含练习素材和答案，每章对应一个文件夹，包含实例练习、实例答案、习题练习、习题答案共 4 部分内容。也可通过以下短网址访问相关资源（区分大小写）：

资料下载（不需登录）http://t.cn/RfQiSsw

资料下载（需要登录）http://t.cn/RfPhBLn

在线讨论（需要登录）http://t.cn/RfP759w

用户名：access@ibucm.cn　密码（注意大小写）：Accdb2016

"ACCESS 交流"微信订阅号

本书编写人员为来自全国中医药院校的骨干教师，长期从事中医药数据库的教学和开发工作。在成书过程中，感谢北京中医药大学信息中心计算机教研室的余学杰、杜清、李书珍、沈俊辉、王苹、韩爱庆、张未未、郭凤英、唐燕、王丽、翟兴、黄友良、陈国勇等教师给予的支持和帮助。

《ACCESS 中医药数据库教程》编委会

2016 年 11 月

目 录

第 1 章　Access2016 概览

Microsoft Access 是一个功能强大的关系型数据库管理系统，可以方便地实现多种类型数据的组织、存储、维护、查询、统计、打印和发布。截止 2016 年 7 月，最新版本为 Access2016。

本章将通过 7 个实例介绍 Access2016 的界面特点、数据库和表的基本操作，以及创建简单查询、纵栏式窗体、表格式报表、宏的方法。

本章介绍的自 Access2007 以来的新功能包括：全新的工作界面、使用数据表视图创建表，以及全新的宏设计器。

本章实例、习题等练习文件及答案位于"实例与习题\第 1 章 Access2016 概览"文件夹中。

实例 1　Hello,Access——了解 Access2016 工作界面

【实例说明】

在这个实例中，我们将主要学习 Access2016 的界面组成。

【实现过程】

1. 单击 Windows "开始菜单"中"Access2016"命令，打开 Access2016 应用程序，如图 1-1 所示。

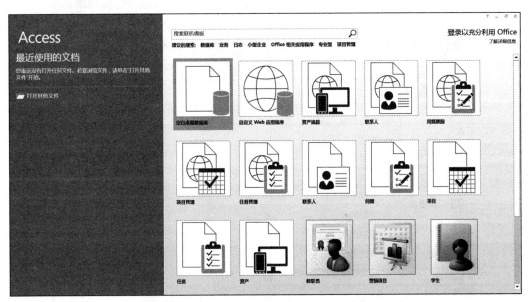

图 1-1　Access2016 应用程序窗口

2.单击窗口左侧"打开其他文件"链接，然后单击"打开"项下的"浏览"命令，在"打开"对话框中打开"第1章 Access2016 概览\1 实例练习\实例1\中医门诊"数据库。Access2016 的工作界面如图 1-2 所示。

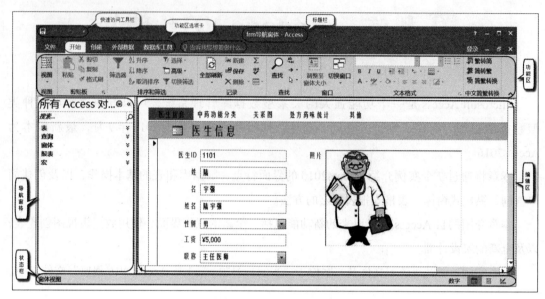

图 1-2　Access2016 工作界面

（1）标题栏　标题栏位于工作界面最上端，用于显示当前打开的数据库对象名称和"Access"程序名。

（2）快速访问工具栏　快速访问工具栏通常位于功能区的上方，也可显示在功能区的下方。通过该工具栏可以快速地进行一些操作。

单击"自定义快速访问工具栏"按钮 ，出现的下拉列表如图 1-3 所示，在该列表中可以添加或者删除快速访问工具栏上的按钮。

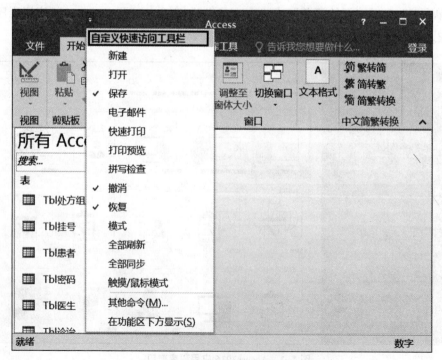

图 1-3　自定义快速访问工具栏

（3）功能区　功能区位于标题栏的下方，功能区由选项卡、组和命令 3 部分组成。单击选项卡的名称标签可以显示此选项卡所包含的组和命令，如图 1-4 所示。

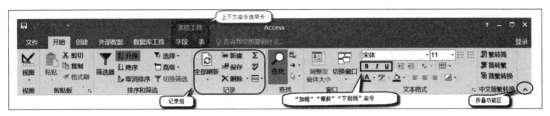

图 1-4　功能区和选项卡

（4）选项卡　选项卡分为"主选项卡"和"工具选项卡"。其中"主选项卡"包括"开始""创建""外部数据""数据库工具"等；"工具选项卡"是上下文选项卡，是根据上下文（即进行操作的对象以及正在执行的操作）的不同，在"主选项卡"右侧出现的一个或多个选项卡，如图 1-4 所示的"表格工具"下的"字段"和"表"选项卡。

（5）告诉我您想要做什么　"告诉我您想要做什么"框位于 Access 2016 选项卡标签右侧，可以在其中输入与要执行操作相关的字词，以便快速访问要使用的功能或要执行的命令，同时还可以获取相关的帮助。例如，要导入外部数据，可在框中输入"导入"，下拉框中将显示所有与"导入"操作相关的命令和帮助，如图 1-5 所示。

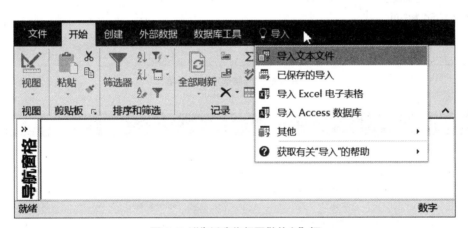

图 1-5　"告诉我您想要做什么"框

（6）导航窗格和编辑区　导航窗格位于工作界面的左侧，数据库中所有对象的名称将显示在导航窗格中，包括表、查询、窗体、报表、宏和模块，如图 1-2 所示。导航窗格中的对象被双击后，可以在右侧的编辑区中显示出该对象的内容或运行的结果。

单击导航窗格右上角的"百叶窗开 / 关"按钮《可以隐藏导航窗格，再次单击"百叶窗开 / 关"按钮》可以显示导航窗格。

右键单击导航窗格顶部的标题栏或下部的空白区域，在快捷菜单中选择"导航选项"，可打开"导航选项"对话框。在左侧的"类别"框中可以添加、删除、重命名项目，例如，在选择了"自定义"类的项目后，就可以在右侧框中添加新组、删除或重命名已有的组。如图 1-6 所示。

在"导航选项"对话框中完成自定义设置后，可在导航窗格中右键单击某个数据库对象，在快捷菜单中通过"添加到组"命令将其快捷方式添加到自定义组中，每个数据库对象可被添加到多个组中。单击导航窗格的空白区域，在快捷菜单中选择"类别"下的自定义项目，可在导航窗格中看到自定义的分组效果。如图 1-7 所示。

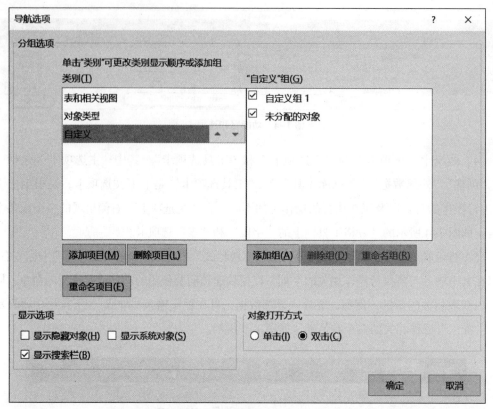

图 1-6　"导航选项"对话框

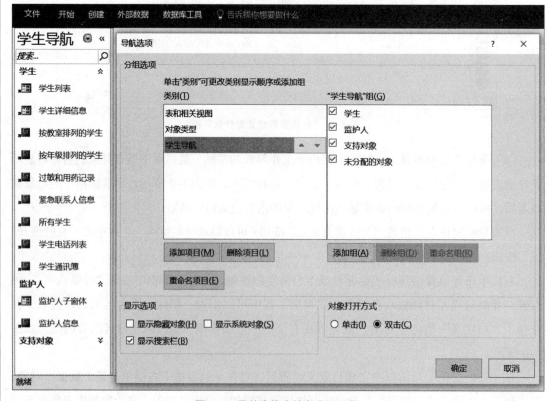

图 1-7　导航窗格中的自定义设置

（7）状态栏　状态栏位于工作界面的底部，用来显示查找状态、属性提示以及进度指示等信息。在状态栏右侧有用于视图切换的命令按钮，单击其中一个，可将显示的对象切换到相应的视图，如图 1-2 所示。

（8）Backstage 视图　Backstage 视图是功能区"文件"下的命令集合，它包含应用于整个数据库的命令和信息，如"压缩和修复数据库"，以及早期版本中"文件"菜单下的命令，如"新建""打印"等。在 Backstage 视图中，可以创建数据库、打开现有数据库等，如图 1-8 所示。

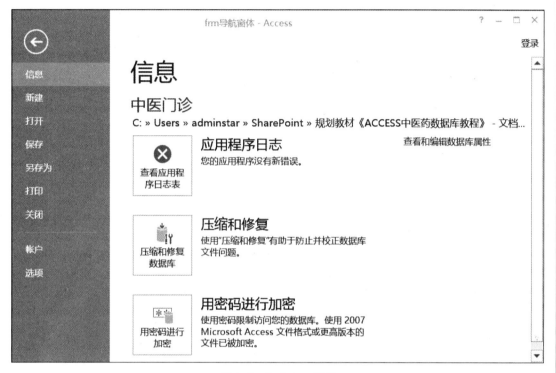

图 1-8　Backstage 视图

（9）文档窗口选项　文档窗口包括"重叠窗口"和"选项卡式文档"两种模式，默认为"选项卡式文档"模式，在该模式下，单击选项卡中的名称标签即可切换到不同的对象中。

改变文档窗口模式的方法：单击"文件"＞"选项"命令，在"Access 选项"对话框中"当前数据库"项下，在"文档窗口选项"中进行设置，如图 1-9 所示。

【知识点】

自定义快速访问工具栏的方法：

1. 单击"自定义快速访问工具栏"按钮，在下拉菜单中单击"其他命令"，在打开的"Access 选项"对话框中的"快速访问工具栏"项下进行设置。

2. 在功能区选项卡的命令按钮上单击右键，在快捷菜单中选择"添加到快速访问工具栏"命令。

【思考与练习】

1. Access2016 界面中功能区包含哪些选项卡？

2. 导航窗格有什么作用？

3. 什么是 Backstage 视图? 它有哪些主要功能?

4. 将"开始"选项卡 >"剪贴板"组 >"格式刷"命令添加到快速访问工具栏。

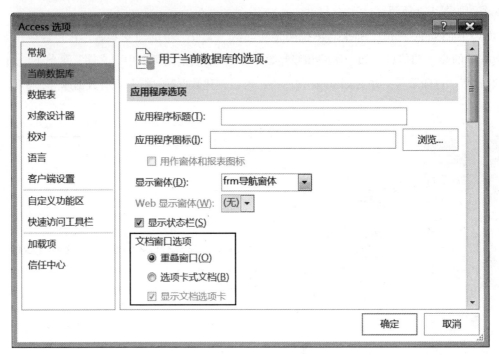

图 1-9　文档窗口选项

实例 2　建立自己的数据库——创建数据库的方法

【实例说明】

1. 在这个实例中，我们将学习创建数据库的方法。

2. 操作要求:

(1) 创建"中医门诊"空数据库。

(2) 利用模板快速创建"学生"数据库。

【实现过程】

1. 创建"中医门诊"空数据库

(1) 启动 Access2016 应用程序，打开 Access2016 应用程序窗口，选择"空白桌面数据库"(或"空白数据库")项，窗口将显示"空白桌面数据库"(或"空白数据库")对话框，参见图 1-10。

(2) 在"文件名"框中输入数据库的文件名，这里输入"中医门诊"，"文件名"框下显示的是默认的存储路径，可以单击右侧的"浏览"按钮 ▣，在"文件新建数据库"对话框中选择所需的保存位置，单击"确定"按钮，返回到图 1-10 所示的窗口。

(3) 单击"创建"按钮，即可创建"中医门诊 .accdb"数据库。

2. 创建"学生"数据库

(1) 在 Access2016 应用程序窗口中，单击"文件" >"新建"命令，在窗口右侧单击"学生"数据库模板，如图 1-11 所示。

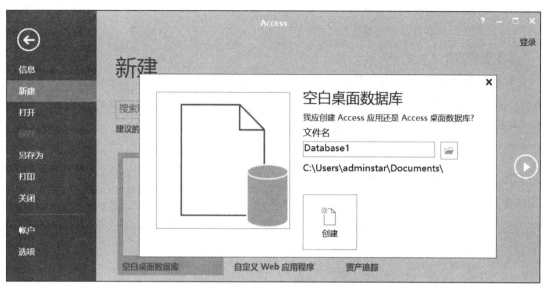

图 1-10　"空白桌面数据库"对话框

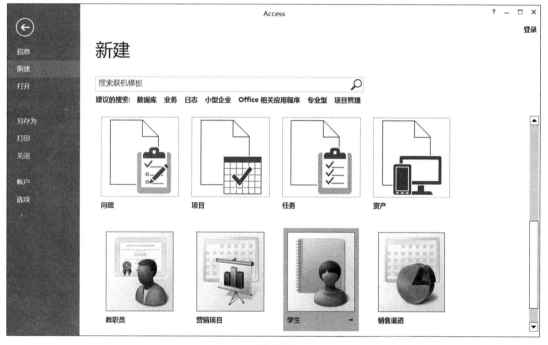

图 1-11　"学生"数据库模板

（2）修改文件名与保存位置的方法与创建空数据库一样，然后单击"创建"按钮，即可创建"学生"数据库。

【知识点】

创建数据库有两种方法，第一种是先建立一个空白数据库，然后再建立表、查询、窗体和报表等对象；第二种是使用"数据库模板"，利用模板自动创建所需要的对象。

Access 数据库模板在打开时会创建完整数据库应用。被创建的数据库包含所需的对象和关系。使用模板可以节省时间、减少工作量。使用模板创建数据库后，还可以自定义数据库以更好地满足需求。

【思考与练习】

1. 使用数据库模板创建数据库有什么优点？

2. 数据库可应用于哪些领域？

【扩展资料】

1. 将早期 Access ".mdb" 数据库转换成 ".accdb" 格式　可以将 Microsoft Office Access 97、2000、2002、2003 这些早期版本创建的 ".mdb" 数据库转换成 Access2007 ～ 2016 文件格式 ".accdb"。此新型文件格式支持新的功能，如多值字段和附件。

但早期版本的 Access 不能打开这种新型文件格式，也不能与其链接，而且此新型格式不再支持同步复制或用户级安全性。如果需要在早期版本的 Access 中使用数据库，或者需要使用同步复制或用户级安全性，则必须使用 ".mdb" 文件格式。

若要将 mdb 数据库转换成新型文件格式 ".accdb"，则必须先在 Access2007 或之后的版本中打开该数据库，然后将其保存为 ".accdb" 文件格式。操作如下：

（1）单击 "文件" > "打开" 命令。

（2）在 "打开" 对话框中，选择要转换的数据库并将其打开。

（3）选择 "文件" > "另存为" > "数据库另存为" 命令，然后在 "数据库文件类型" 下单击 "Access 数据库 (*.accdb)"。

（4）单击 "另存为" 按钮，在 "另存为" 对话框的 "文件名" 框中，键入文件名，然后单击 "保存" 按钮。

2. Access2016 附带的模板

（1）Web 数据库模板　Access2016 附带了多个 Web 数据库模板。"Web 数据库" 可发布到运行 Access Services 的 SharePoint 服务器或 Office365 网站上，以网站的形式运行。既可以使用浏览器访问，也可以使用 Web 兼容的数据库作为标准客户端数据库，因此它们适用于任何环境。

- 资产追踪：跟踪资产，包括特定资产的详细信息和所有者。分类并记录资产状况、购置日期、地点等。

- 联系人：可以管理客户和合作伙伴的信息。跟踪姓名和地址信息、电话号码、电子邮件地址，甚至可以附加图片、文档或其他文件。

- 问题跟踪：创建数据库以管理一系列问题，例如需要执行的维护任务。对问题进行分配、设置优先级并从头到尾跟踪进展情况。

- 项目管理：跟踪各种项目及其相关任务。

- 任务管理：使用包含任务和员工表的 Access 数据库来跟踪任务。

（2）客户端数据库模板　Access2016 附带了多个客户端数据库模板。它们不能发布到 Access Services，但可以将它们放在共享网络文件夹或文档库中来进行共享。

- 教职员：管理有关教职员的重要信息，例如电话号码、地址、紧急联系人信息以及员工数据。

- 营销项目：管理营销项目的详细信息，计划并监控项目可交付结果。

- 销售渠道：在较小的销售小组范围内监控预期销售过程。

- 学生：管理学生信息，包括紧急联系人、医疗信息及其监护人信息。

- 任务：跟踪个人或团队要完成的一组工作项目。

实例 3 创建医生表——使用数据表视图创建表

【实例说明】

1. 在本实例中，我们将学习使用数据表视图创建表的方法。

2. 操作要求：在"中医门诊"数据库中使用数据表视图创建"Tbl 医生"表，表结构如表 1–1 所示。

表 1–1 "Tbl 医生"表结构

字段名	字段类型	说明
姓	短文本	医生的姓
名	短文本	医生的名
姓名	计算	姓＋名
婚否	是／否	已婚为"是"，未婚为"否"
参加工作时间	日期和时间	
工资	货币	医生工资
职称英语成绩	数字	
电子邮箱	超链接	医生的电子邮箱地址
备注	长文本	医生个人简历
文档	附件	相关的附加文件

【实现过程】

1. 打开"中医门诊"数据库，单击"创建"选项卡 >"表格"组 >"表"命令，在数据表视图中创建"表 1"。

2. 这个新表中第一列是"ID"，为系统自动添加。在第二列创建"姓"字段，方法是在"单击以添加"上点击鼠标左键，根据表 1–1 所示的字段类型，选择"短文本"项，如图 1–12 所示。此时字段名处于可编辑状态，输入"姓"。

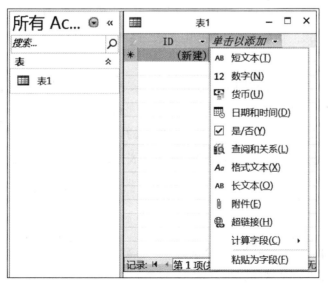

图 1–12 字段类型列表

3. 按 Enter 键、TAB 键或→键均可向右移动光标，继续按照同样的方法，添加"名"字段。

4. 添加"姓名"字段时，应选择"计算字段">"文本"项，在弹出的"表达式生成器"对话框中输入"［姓］+［名］"，如图 1-13 所示，单击"确定"按钮。

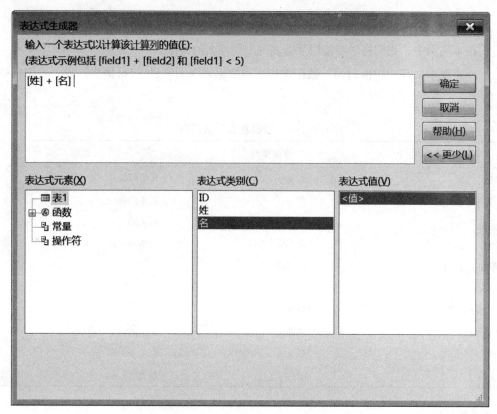

图 1-13　"表达式生成器"对话框

5. 表中各字段添加完成后，单击功能区"文件">"保存"命令，出现"另存为"对话框，输入表名称"Tbl 医生"，单击"确定"按钮保存该表。

【知识点】

1. 表　表是 Access 数据库的基础，是数据的载体。在创建了数据库后，首要的工作就是创建表。表由行和列组成，行称为"记录"，列称为"字段"。在"Tbl 医生"表中，一条记录包含一位医生所有字段的信息；该表中的某个字段包含表中所有医生的某个属性的信息，如医生的姓名。

2. 数据表视图　在数据表视图中，如果需要删除字段或更改字段的数据类型，可以通过功能区"表格工具">"字段"上下文选项卡中的命令进行操作。

可以直接将 Excel 工作表中的数据粘贴到新建的 Access 表的数据表视图中，Access 会自动创建字段并识别数据类型；也可以将 Excel 工作表中的数据粘贴到已创建的 Access 表的字段中。

【思考与练习】

1. 在新建的"Tbl 医生"表中输入 2 条记录，查看各个字段中数据的特点。

2. 在"中医门诊"数据库中，使用数据表视图创建"Tbl 患者"表，如图 1-14 所示。

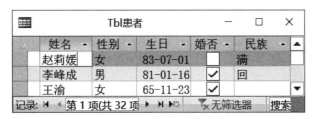

图 1-14 "Tbl 患者" 表

实例 4 显示医生信息——使用向导创建选择查询

【实例说明】

1.在这个实例中介绍查询的基本功能以及如何使用向导创建简单的查询。

2.操作要求：利用查询向导创建"医生信息"查询，显示医生 ID、姓名、性别、参加工作时间、职称、手机信息。

【实现过程】

1.使用向导

（1）打开"第 1 章 Access2016 概览 \1 实例练习 \ 实例 4\ 中医门诊"数据库，单击"创建"选项卡 > "查询"组 > "查询向导"命令，如图 1-15 所示。

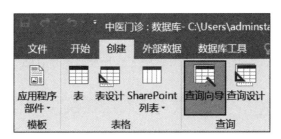

图 1-15 启动查询向导

（2）在出现的"新建查询"对话框中选择"简单查询向导"，如图 1-16 所示。

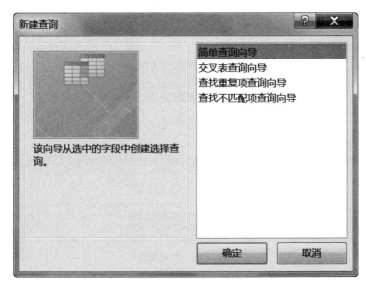

图 1-16 选择"简单查询向导"

（3）在"简单查询向导"对话框中选择需要的表和表中的字段：在"表 / 查询"组合框中选择"Tbl 医生"表，将"医生 ID""姓名""性别""参加工作时间""职称""手机"作为选定字段，如图 1-17 所示。

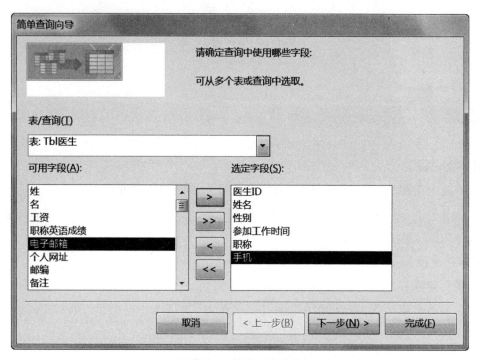

图 1-17　选择表和字段

（4）单击"下一步"，为查询命名，并选中"打开查询查看信息"，如图 1-18 所示。

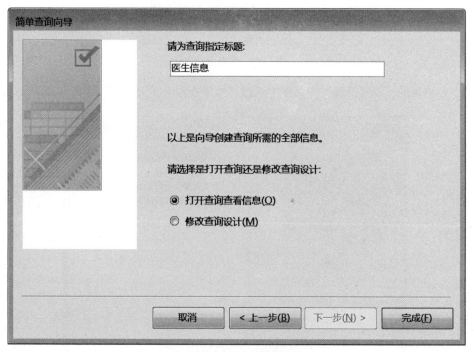

图 1-18　为查询命名

2. 显示查询结果

（1）单击"完成"按钮即可显示查询结果，如图 1-19 所示。

医生ID	姓名	性别	参加工作时间	职称	手机
1101	陆宇强	男	1984/2/6	主任医师	12382539488
1102	王光正	男	2000/11/23	副主任医师	12623018657
1303	李海军	男	1998/3/5	副主任医师	12315920934
2101	司马晓兰	女	1998/8/12	副主任医师	12409904886
2102	李玉婷	女	2004/4/24	主治医师	12896902367
2203	赵蕊	女	1981/9/25	主任医师	12565920308
2204	颜正英	女	2011/8/1	住院医师	12800835819
2305	欧阳玉秀	女	2004/4/24	主治医师	12476996977

医生信息

记录：第 1 项(共 8 项) 无筛选器 搜索

图 1-19 "医生信息"查询

（2）该查询关闭后，可以在导航窗格中双击"医生信息"查询，该查询将以数据表视图形式打开。

【知识点】

1. 查询的数据源可以是表，也可以是查询。

2. 本实例创建的是选择查询，这是最常见的查询类型，它可以从一个或多个表或查询中检索数据。查询只保存准则而不存储数据，查询结果将随数据源的变化而变化。

【思考与练习】

1. 如果修改了"Tbl 医生"表中某位医生的"姓名"，显示在查询中的该医生姓名会随着变化吗？如果修改查询中的数据，对应的表中的数据会变吗？

2. 利用简单查询向导创建查询，显示"Tbl 处方组成"表中"挂号 ID""中药 ID""剂量"字段的值。

实例5 查看医生的详细信息——创建纵栏式窗体

【实例说明】

1. 在这个实例中，我们将学习使用"创建"选项卡上的命令创建纵栏式窗体的方法。

2. 操作要求：基于"第 1 章 Access2016 概览 \1 实例练习 \ 实例 5\ 中医门诊"数据库中的"Tbl 医生"表，创建"纵栏式"窗体。

【实现过程】

1. 单击"创建"选项卡 > "窗体"组 > "窗体向导"命令，出现"窗体向导"对话框。在"表 / 查询"组合框中选择"Tbl 医生"表，将"可用字段"中的所有字段作为"选定字段"。结果如图 1-20 所示，选好后单击"下一步"。

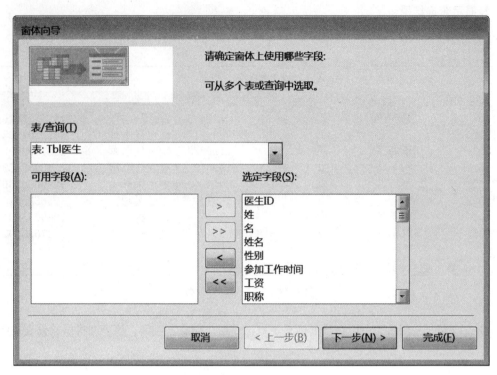

图 1-20　选定表和字段

2. 选择"纵栏表"（即纵栏式）作为布局，如图 1-21 所示，单击"下一步"。

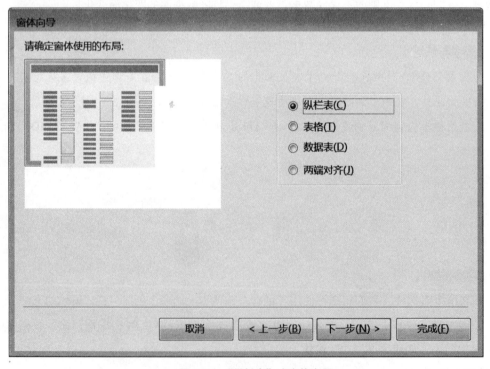

图 1-21　"纵栏表"式窗体布局

3. 在"请为窗体指定标题"框中输入"医生详细信息"作为该窗体的标题和名称，并选中
"打开窗体查看或输入信息"，如图 1-22 所示。

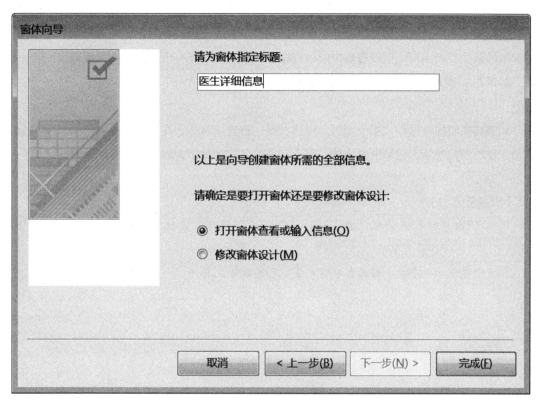

图 1-22　为窗体指定标题

4. 单击"完成"按钮即可显示窗体的运行结果，如图 1-23 所示。

图 1-23　纵栏式窗体

【知识点】

1. 窗体 是一种数据库对象，通过窗体，用户可以方便地输入数据、编辑数据、显示表和查询中的数据，利用窗体可以将整个应用程序组织起来，形成一个完整的应用系统。

2. 纵栏式窗体 在窗体界面中，各字段纵向排列，每个字段的名称标签一般位于字段左侧。

3. 表格式窗体 也称"多个项目"窗体，是一种连续窗体，在窗体中显示记录源中的全部记录，字段横向排列，记录纵向排列，每个字段的名称标签作为表头放在窗体顶部。

【思考与练习】

1. 以"Tbl 患者"表为记录源，创建"表格式"窗体，查看"患者 ID""姓名""性别""既往病史"四个字段的信息。

2. 比较在窗体中查看、编辑数据与在表中和查询中的异同。

实例 6 打印医生信息——使用报表向导创建表格式报表

【实例说明】

1. 在这个实例中，我们将学习如何使用报表向导创建表格式报表，并打印信息。

2. 操作要求：以"第 1 章 Access2016 概览\1 实例练习\实例 6\中医门诊"数据库中的"Tbl 医生"表为记录源，创建包含"医生 ID""姓名""性别""职称"四个字段的"医生信息报表"的表格式报表，记录按姓名升序排列，如图 1-24 所示。

医生信息报表			
姓名	医生ID	性别	职称
李海军	1303	男	副主任医师
李玉婷	2102	女	主治医师
陆宇强	1101	男	主任医师
欧阳玉秀	2305	女	主治医师
司马晓兰	2101	女	副主任医师

图 1-24 表格式报表

【实现过程】

1. 打开"中医门诊"数据库，单击"创建"选项卡 > "报表"组 > "报表向导"命令，Access 将弹出报表向导对话框，在"表/查询"组合框中选择"Tbl 医生"表，添加"医生 ID""姓名""性别""职称"四个字段作为"选定字段"，如图 1-25 所示。

2. 单击"下一步"按钮，弹出对话框如图 1-26 所示，可以设置分组级别，这里暂不设置。

3. 单击"下一步"按钮，弹出对话框如图 1-27 所示，设置为"姓名"字段，升序排列。

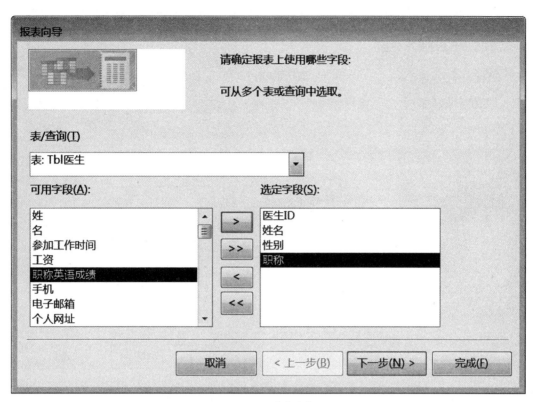

图 1-25　选定字段

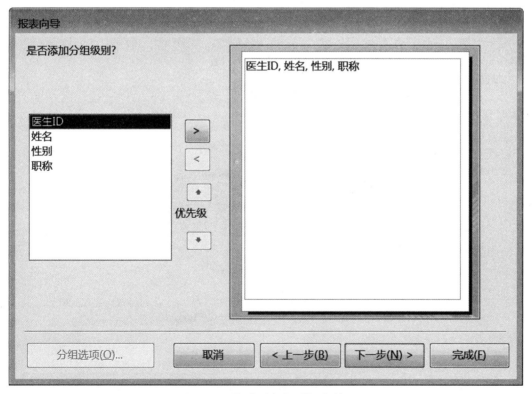

图 1-26　"添加分组级别"对话框

NOTE

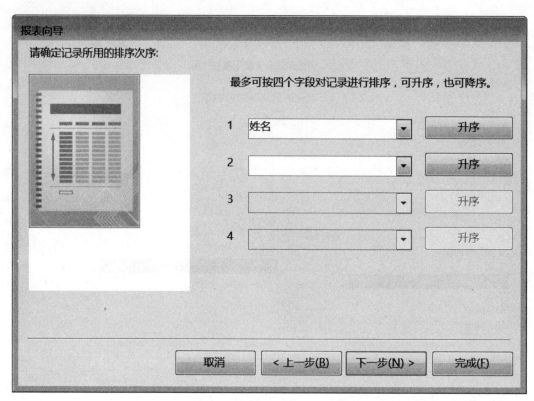

图 1–27 "设置排序字段"对话框

4. 单击"下一步"按钮,弹出对话框如图 1–28 所示,可以设置报表的布局方式,这里选择布局为"表格",方向为"纵向"。

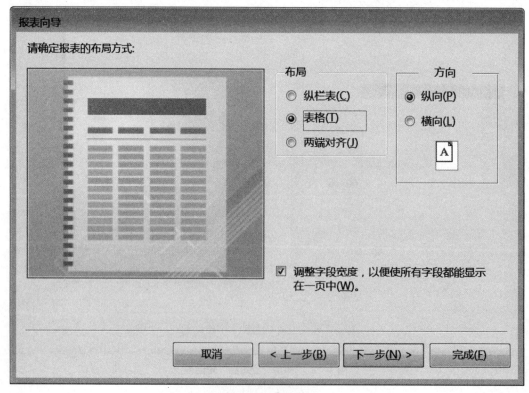

图 1–28 设置布局

5. 单击"下一步"按钮，弹出对话框如图 1-29 所示，为报表指定标题"医生信息报表"，其余保持默认设置，单击"完成"按钮后，将以"打印预览"的方式打开报表，单击"打印预览"下的"打印"命令，可以将报表打印出来。

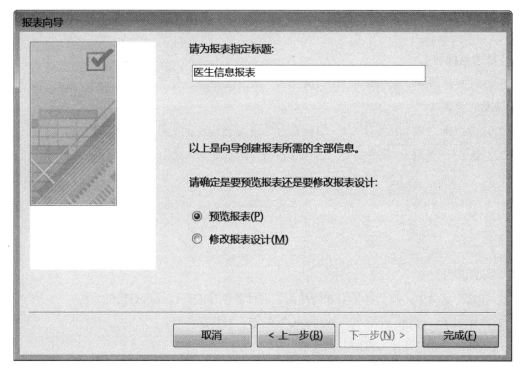

图 1-29　为报表指定标题

【知识点】

1. 报表　报表是 Access 中的数据库对象，可以使用报表来查看数据、设置数据格式、汇总数据、以格式化的形式打印输出数据。

2. 利用"报表"命令自动生成报表　在导航窗格中选中表或查询，使用"报表"选项卡 >"报表"组 >"报表"命令可以自动创建表格式报表，该报表将包含被选中的记录源的全部字段，且以表格式布局显示记录。

3. 排序　排序是根据一个或多个字段的值对记录进行重新排列，Access 对数据的排序规则如下：

（1）升序时从小到大排列，降序时从大到小排列。

（2）数字按数字的大小排序。

（3）日期/时间字段：相同位置的数字越大，对应的日期和时间值越大。即升序时按从前向后的顺序排列，降序时按从后向前的顺序排列。

（4）文本：从左边第 1 位开始比较，如果第 1 位相同，则比较第 2 位，如果第 2 位也相同，则比较第 3 位，以此类推。

其中，英文按字母顺序排序，不区分大小写。升序时按 A 到 Z 排列，降序时按 Z 到 A 排列。

汉字按拼音的字母顺序排序。

对于存储于文本型字段中的数字，排序时是按照 ASCII 值的大小排列，而不是按照数值本身的大小排列。例如，若要将文本字符串"539""6""12"按升序排列，排序的结果是

"12""539""6"，这是因为这 3 个字符串的第 1 位的"1""5""6"的 ASCII 值依次增大，即可将他们区分开。如果希望按其数值大小排列，则应在较短的数字前面加零，使他们成为等长的字符串，将这 3 个字符串改为"539""006""012"即可。

（5）附件等类型的字段不能排序。

【思考与练习】

1. 以"中医门诊"数据库中的"Tbl 中药"表为记录源，使用"报表"命令创建"中药信息"表格式报表。

2. 以"中医门诊"数据库中的"Tbl 患者"表为记录源，使用"报表向导"创建包含"患者 ID""姓名""性别""既往病史"四个字段的"患者基本信息"纵栏式报表。

实例 7　自动连续执行操作——使用宏设计器创建宏

【实例说明】

1. 在这个实例中，我们将学习如何使用宏设计器创建宏，以及运行宏的方法。

2. 操作要求：创建一个名为"Welcome"的宏，当其运行时：

（1）弹出"欢迎使用本系统"消息框。

（2）打开"就医指南"窗体，并将其最大化。

【实现过程】

1. 使用宏设计器创建宏

（1）启动宏设计器　打开"第 1 章 Access2016 概览 \1 实例练习 \ 实例 7\ 中医门诊 .accdb"数据库，单击"创建"选项卡 >"宏与代码"组 >"宏"命令，打开宏设计器（也称宏生成器），窗口右侧为"操作目录"窗格，如图 1–30 所示。

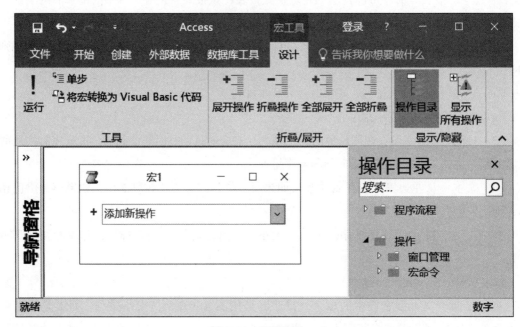

图 1–30　宏设计器

（2）添加宏操作　单击"宏设计器"窗口中"添加新操作"组合框的下拉箭头，从下拉列表中选择"MessageBox"操作，如图1–31所示。

（3）为宏操作设置参数　为宏操作MessageBox设置如图1–32所示的参数。

（4）使用"操作目录"窗格添加宏操作逐级展开"操作目录"窗格下的"操作">"数据库对象"列表，将"OpenForm"操作拖至

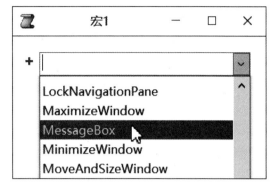

图 1–31　添加操作序列

"MessageBox"操作下方。宏操作参数"窗体名称"为必填项，通过组合框选择已创建的窗体"就医指南"，其他参数使用默认设置。

在"操作目录"窗格上部的搜索框中键入"MaximizeWindow"操作的部分字母，进行搜索，并将该操作加入宏中，"MaximizeWindow"操作无参数。结果如图1–33所示。

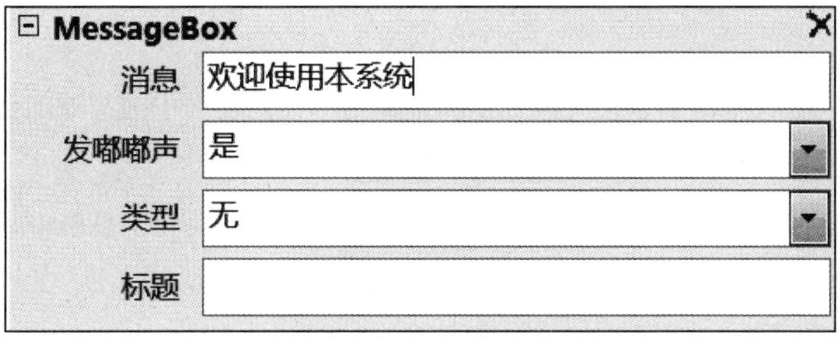

图 1–32　宏操作 MessageBox 参数窗格

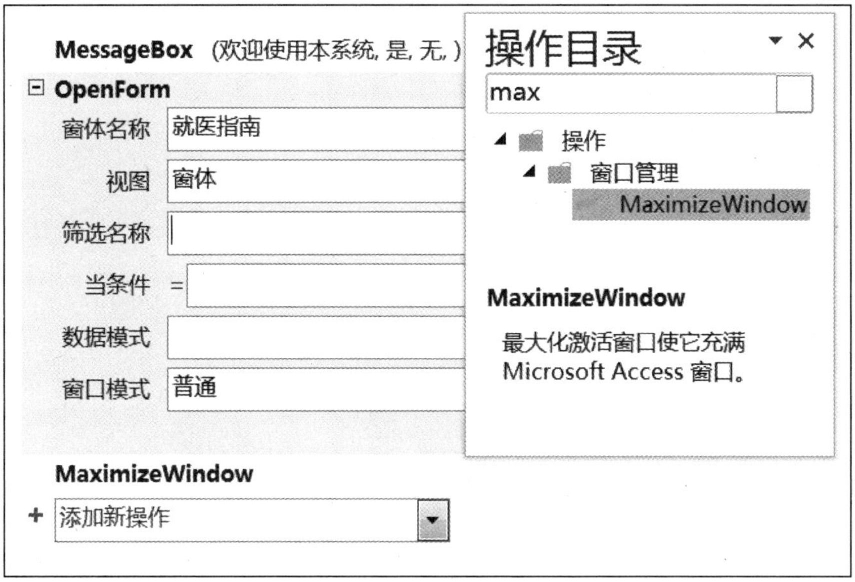

图 1–33　添加并设置宏操作

（5）保存宏　单击"快速访问工具栏"中的"保存"命令，在"另存为"对话框中输入"Welcome"为新建的宏命名，单击"确定"按钮后，在导航窗格中可见该宏。

2. 宏的运行   在"导航窗格"中双击"Welcome"宏对象，宏中的操作依次运行，结果如图 1-34 所示。

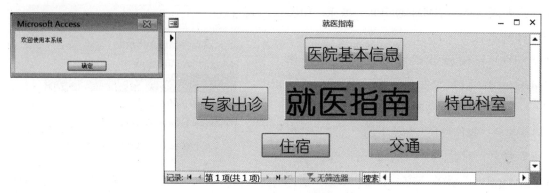

图 1-34   "Welcome"宏运行结果

【知识点】

1. 宏   宏是 Access 的对象之一，是一个或多个操作命令的集合，其中的每个操作都具有特定的功能。使用宏可以把 Access 中表、查询、窗体、报表等对象有机地整合起来，协调地完成特定的任务。

2. 宏设计器   Access 使用宏设计器创建和编辑宏，设计窗口中的"添加新操作"组合框和"操作目录"窗格使创建宏变得更为方便和容易。

3. 宏操作的参数   宏操作的参数向宏操作提供信息，比如要在消息框中显示的字符串、要操作的对象名称等。大多数宏操作都至少需要一个参数，如 OpenForm，有的宏没有参数，如 Beep。

4. AutoExec 自动宏   如果需要在打开数据库时自动运行宏，需将宏的名称改为：AutoExec。若禁止该宏自动运行，则需在打开数据库时按住 Shift 键。

【思考与练习】

1. 在宏设计器中添加宏操作的方法是什么？

2. 宏操作的名称是否可以更改？宏操作是否都需要设置参数？

3. 创建名为"打开多个对象"的宏，实现如下功能：显示欢迎信息、依次打开任何一个表、查询、窗体、报表。

习　题

一、单选题

1. Access2016 创建的数据库文件扩展名是（　　）。

    A. mdb　　　　　　　B. accdb　　　　　　　C. dbf　　　　　　　D. xls

2. Access 数据库中，在（　　）中显示了数据库的对象。

    A. 快速访问工具栏　　B. 状态栏　　　　　　C. 导航窗格　　　　　D. 选项卡

3. Access 数据库中，表由（　　）组成。

    A. 字段和记录　　　　　B. 查询和字段　　　　　C. 记录和窗体　　　　　D. 报表和字段

4. 查询向导不能创建（　　）。

    A. 选择查询　　　　　　B. 交叉表查询　　　　　C. 重复项查询　　　　　D. 参数查询

5. 窗体向导创建窗体的布局不包括（　　）。

    A. 纵栏表　　　　　　　B. 数据表　　　　　　　C. 表格　　　　　　　　D. 数据透视表

6. 以下叙述正确的是（　　）。

    A. 报表只能输入数据　　　　　　　B. 报表只能输出数据

    C. 报表可以输入和输出数据　　　　D. 报表不能输入和输出数据

7. 宏操作（　　）没有参数。

    A. OpenTable　　　　　B. CloseWindow　　　　C. MinimizeWindow　　　　D. Requery

8. （　　）不能用于宏中添加宏操作。

    A. 设计窗口中的"添加新操作"组合框

    B. 在"操作目录"窗格中双击某一操作

    C. 在"操作目录"窗格中右键点击某一操作

    D. 单击"创建"选项卡 >"宏与代码"组 >"类模块"命令

二、填空题

1. 初始状态下，Access 界面中功能区主要包括"文件""开始"选项卡、（　　）、（　　）和（　　）。

2. 要创建一个新表，可使用（　　）选项卡，（　　）组中的"表"命令。

3. 窗体中的数据主要来源于（　　）和（　　）。

4. 在 Access 中，报表向导可创建的报表布局方式包括纵栏式和（　　）等。

5. （　　）是 Access 的对象之一，是一个或多个操作命令的集合。

6. （　　）上下文选项卡 >（　　）组 >"操作目录"命令可以显示或隐藏"操作目录"窗格。

三、操作题

1. 基于"第 1 章 Access2016 概览 \3 习题练习 \ 操作题 1\ 学生 .xlsx"文件中的"学生信息"工作表中的数据，创建"学生管理"数据库，创建"Tbl 学生"表。如图 1-35 所示。

图 1-35　"Tbl 学生"表

2. 在"第 1 章 Access2016 概览 \3 习题练习 \ 操作题 2\ 教学管理 – 练习"数据库中，基于多个表中的字段，创建"Qry 学生成绩"查询，如图 1-36 所示；创建表格式窗体"Frm 学生", 如图 1-37 所示; 创建两端对齐报表"Rpt 学生", 如图 1-38 所示; 创建一个宏, 打开数据库后被自动运行, 运行的效果为先显示欢迎对话框, 如图 1-39 所示, 然后依次打开"Qry 学生成绩"查询、"Frm 学生"窗体、"Rpt 学生"报表。

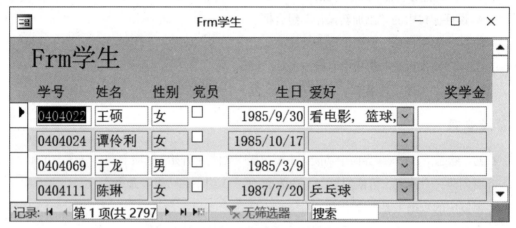

图 1-36 "Qry 学生成绩"查询

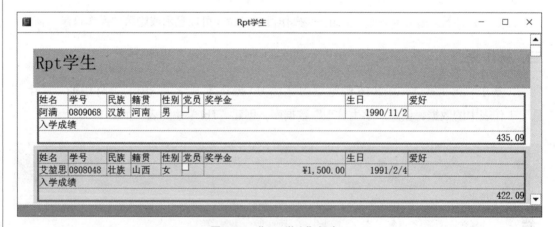

图 1-37 "Frm 学生"窗体

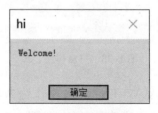

图 1-38 "Rpt 学生"报表

图 1-39 欢迎对话框

第 2 章　表和表间关系

表是数据库中的基本对象，它可以存储多样的信息。一个数据库通常包含多个表，每个表有特定的主题，表和表之间往往存在着直接或间接的联系。

本章将通过 5 个实例介绍 Access 表对象的基本操作，包括建立表结构、编辑表内容、建立表间关系等。

本章介绍的自 Access2007 以来的新功能包括：新数据类型、多值字段和快速筛选；介绍的中医药典型应用为中医药数据库的设计方法。

本章实例、习题等练习文件及答案位于"实例与习题\第 2 章表和表间关系"文件夹中。

实例 1　建立医生表结构——数据类型的用法

【实例说明】

1. 在这个实例中，我们将学习使用设计视图创建表结构的方法。

2. 操作要求：在"第 2 章表和表间关系 \1 实例练习 \ 实例 1\ 中医门诊 – 练习"数据库中，使用设计视图建立"Tbl 医生"表，用于存储如图 2–1 所示的数据。

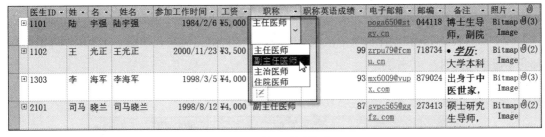

图 2–1　"Tbl 医生"表

【实现过程】

1. 分析表中的数据，该表结构应如表 2–1 所示

表 2–1　"Tbl 医生"表结构

字段名	数据类型	说明
医生 ID	短文本	医生编号
姓	短文本	
名	短文本	
姓名	计算	

续表

字段名	数据类型	说明
参加工作时间	日期／时间	
工资	货币	
职称	短文本	"职称"字段显示为组合框，下拉列表中包含"主任医师""副主任医师""主治医师""住院医师"
职称英语成绩	数字	
电子邮箱	超链接	
邮编	短文本	
备注	长文本	医生简介
照片	OLE 对象	医生的照片
文档	附件	相关附件

2. 使用设计视图建立"Tbl 医生"表结构

（1）打开"第 2 章表和表间关系 \1 实例练习 \ 实例 1\ 中医门诊 – 练习"数据库，单击"创建"选项卡 > "表格"组 > "表设计"命令，打开表的设计视图，如图 2-2 所示。

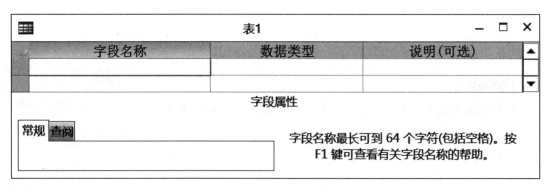

图 2–2　表的设计视图

（2）依照表 2-1，在设计视图中输入字段名称，选择数据类型，如图 2-3 所示。可根据需要为字段添加说明。

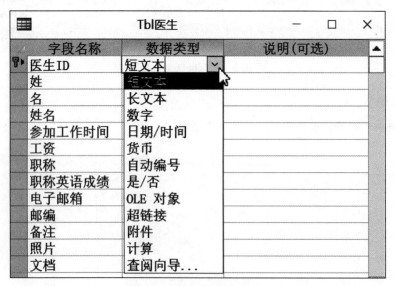

图 2–3　在设计视图中设计表

（3）添加"姓名"字段时，"数据类型"栏中选择"计算"类型，在弹出的"表达式生成器"对话框中单击"取消"按钮将其关闭。在窗口下方的字段属性区中，设置"常规"选项卡中的内容，在"表达式"框中输入"[姓]+[名]"，在"结果类型"框中选择"短文本"，如图 2-4 所示。

常规	查阅	
表达式		[姓]+[名]
结果类型		短文本
格式		
标题		
文本对齐		常规

图 2-4　"姓名"字段的设置

3. 创建"职称"查阅字段

（1）添加"职称"字段时，在"数据类型"列中选择"查阅向导"选项，打开"查阅向导"对话框。

（2）在该对话框中，选中"自行键入所需的值"，如图 2-5 所示。

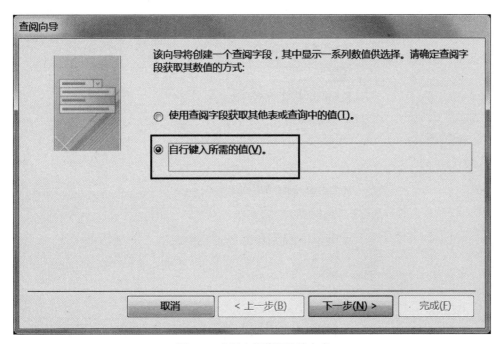

图 2-5　查阅字段获取值的方式

（3）单击"下一步"按钮，在"第1列"的每行中依次输入"主任医师""副主任医师""主治医师"和"住院医师"4个值，每输入完一个值按【↓】键或【Tab】键移到下一行，列表设置结果如图 2-6 所示。

（4）单击"下一步"按钮，在对话框中使用默认值，如图 2-7 所示。然后单击"完成"按钮，"职称"字段的查阅字段设置完成。切换到"Tbl医生"表的数据表视图，可以看到"职称"字段值右侧出现向下箭头，单击该箭头，会弹出一个下拉列表，列表中列出了"主任医师""副主任医师""主治医师"和"住院医师"4个值。

NOTE

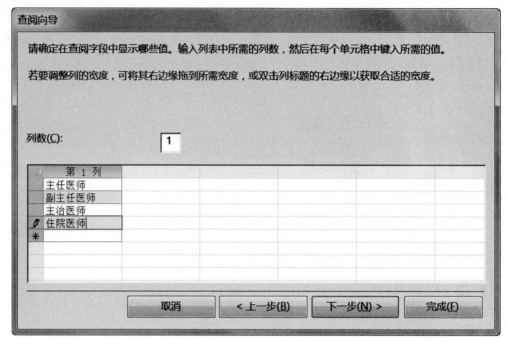

图 2-6   列表设置

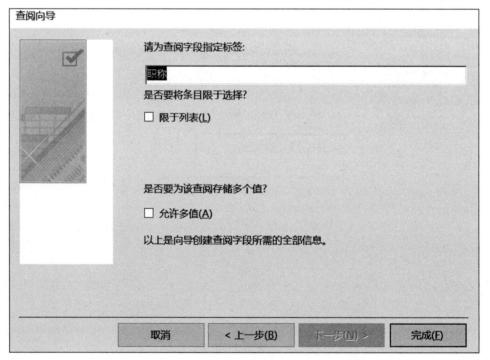

图 2-7   查阅向导

【知识点】

1. 数据类型的用法   见表 2-2。

表 2-2   数据类型

数据类型	使用说明
短文本	文本或文本与数字的组合，以及不需要计算的数字，例如电话号码，最多为 255 个字符
长文本	较长的文本或文本与数字的组合，最多为 63,999 个字符，可对文本设置格式

续表

数据类型	使用说明
数字	用于算术运算的数字
日期 / 时间	用于存储从 100 年到 9999 年的日期与时间值
货币	货币值或算术运算的数字数据。精确到小数点左边 15 位和小数点右边 4 位
自动编号	每次向表中添加一条新记录时，Access 会自动插入唯一序号。自动编号字段的内容不能更改
是 / 否	值为"是"或"否"，可表示为 Yes/No、True/False、On/Off、−1/0
超链接	用于存储超链接地址，超链接地址可以是 URL（Internet 或 Intranet 网站的地址），也可以是 UNC 网络路径（局域网上共享资源的地址）
OLE 对象	可以链接或嵌入 Microsoft Office 文档、图形、声音、应用程序及其他二进制数据和文件，字段中最多包含 1 个对象。在"OLE 对象"类型的字段中存储的 BMP 图像、Microsoft Office 文档可在窗体和报表中通过"绑定对象框"控件直接显示出来
附件	可以存储图像、电子表格文件、WORD 文档、图表和其他被支持的文件，可以查看和编辑附加的 WORD、EXCEL 等文档，这与将文件附加到电子邮件非常类似。"附件"字段和"OLE 对象"字段相比，可存储多个文件，而且可以更高效地使用存储空间。但在默认情况下，"附件"类型不能存储应用程序等存在安全风险的文件，其存储的 Microsoft Office 文档也不能像"OLE 对象"那样在窗体和报表中将其内容直接显示出来
计算	显示计算结果的字段。计算表达式可引用同一表中的其他字段，可以使用表达式生成器来创建计算字段（严格来讲，"计算"不属于字段的数据类型范畴）

2. 多值字段　Access 2007 中引入的多值字段可以为每条记录存储多个值。如"Tbl 患者"的"既往病史"字段就是多值字段，如图 2-8 所示。

在表设计视图中，可通过"查阅向导"创建多值字段，在向导中勾选"允许多值"即可，参见图 2-7。在字段属性的"查阅"选项卡可以查看相应的设置，如图 2-9 所示。

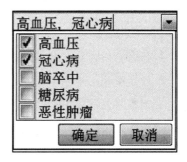

图 2-8　多值字段

常规　查阅	
显示控件	组合框
行来源类型	值列表
行来源	"高血压";"冠心病";"脑卒中"
绑定列	1
列数	1
列标题	否
列宽	2.54cm
列表行数	16
列表宽度	2.54cm
限于列表	是
允许多值	是
允许编辑值列表	是
列表项目编辑窗体	
仅显示行来源值	否

图 2-9　多值字段设置

【思考与练习】

1. 为什么要设置字段的数据类型？ Access2016 中，字段的数据类型有哪些？

2. 在"中医门诊 - 练习"数据库中，通过设计视图创建"Tbl 患者"表，用于存储如图 2-10 所示的数据，其中"患者 ID"字段为自动编号，"性别"字段可通过组合框进行选择输入，"既往病史"字段为多值字段。

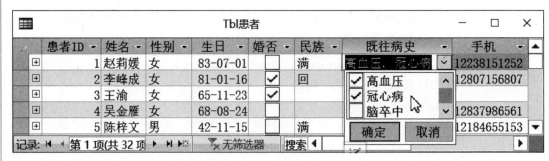

图 2-10　"Tbl 患者"表

实例 2　设置医生表和患者表的字段属性——字段的高级设置

【实例说明】

1. 在这个实例中，我们将学习如何设置字段的属性。

2. 操作要求：

在本实例练习文件夹的"中医门诊 – 练习"数据库中设置"Tbl 医生"表的字段属性：

（1）将"医生 ID"字段设置为主键，并设置"医生 ID""性别"字段最大可输入字符数分别为 4、1。

（2）"工资"字段显示货币符号，2 位小数。

（3）"邮政编码"字段必须输入 6 位数字。

（4）电子邮件地址唯一。

设置"Tbl 患者"表的字段属性：

（1）"民族"字段的默认值为"汉"。

（2）"身高"字段的数字只能是整数。

（3）"体重"字段可输入 1 位小数。

（4）"出生日期"字段输入格式为长日期，输入的日期不得大于当天日期，否则将显示提示信息"出生日期输入有误"。

【实现过程】

1. 在"设计视图"中打开"Tbl 医生"表

（1）选中"医生 ID"字段，单击"设计"选项卡 >"工具"组 >"主键"命令，将"医生 ID"字段设置为主键；在"字段大小"属性中输入 4，如图 2-11 所示。在"性别"字段的"字段大小"属性中输入 1。

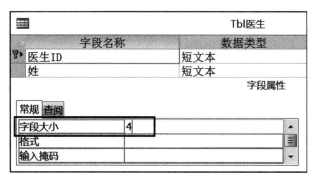

图 2-11 设置"医生 ID"字段属性

（2）将"工资"字段的"格式"属性设置为"货币"，"小数位数"属性设置为 2，如图 2-12 所示。

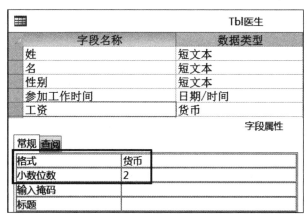

图 2-12 设置"工资"字段属性

（3）单击"邮政编码"字段的"输入掩码"属性，然后再单击其右侧的"生成器"按钮，在出现的"输入掩码向导"对话框中，选择"邮政编码"，如图 2-13 所示；单击"下一步"按钮，在出现的对话框中，选择默认值即可。设置结果如图 2-14 所示。

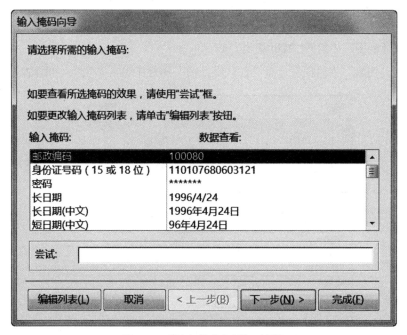

图 2-13 "输入掩码向导"对话框

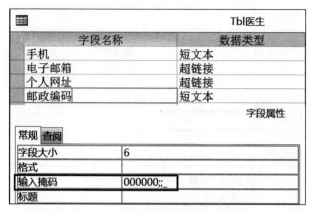

图 2-14 "邮政编码"字段属性设置

（4）在"电子邮箱"字段的"索引"属性中，单击其右侧的箭头，从列表中选择"有（无重复）"项。设置结果如图 2-15 所示。

	Tbl医生
字段名称	数据类型
手机	短文本
电子邮箱	超链接
个人网址	超链接
邮政编码	短文本

字段属性

常规 查阅

格式	
标题	
默认值	
验证规则	
验证文本	
必需	否
允许空字符串	是
索引	有(无重复)
Unicode 压缩	是

图 2-15 "电子邮箱"字段属性设置

2. 在"设计视图"中打开"Tbl 患者"表

（1）单击"民族"字段任意位置，在"默认值"属性中输入"汉"，如图 2-16 所示。

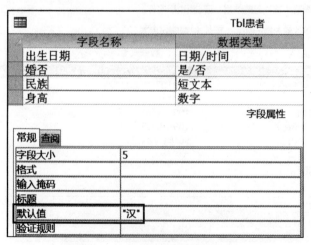

图 2-16 "民族"字段的属性设置

（2）单击"身高"字段的"字段大小"属性右侧的箭头，在出现的下拉列表中选择"整型"选项，如图 2-17 所示。

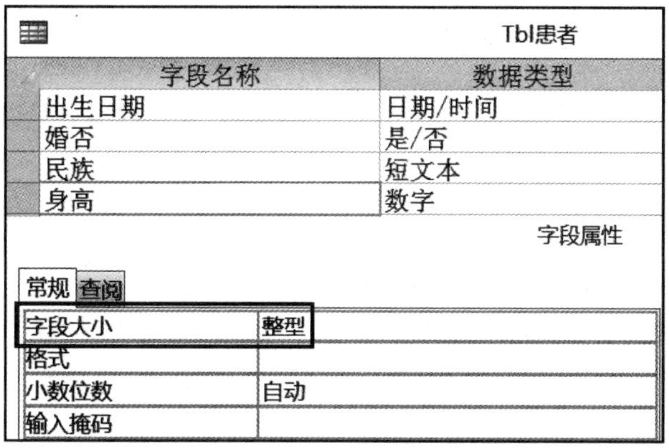

图 2-17　"身高"字段的属性设置

（3）单击"体重"字段的"字段大小"属性右侧的箭头，在出现的下拉列表中选择"单精度型"选项；单击"格式"属性右侧的箭头，在下拉列表中选择"固定"选项；在"小数位数"属性中输入 1。如图 2-18 所示。

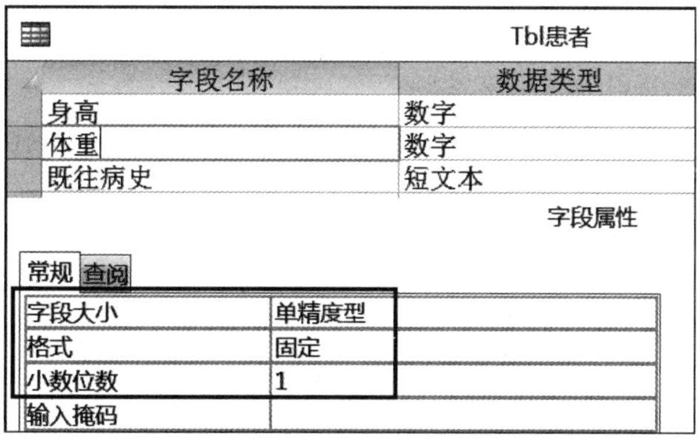

图 2-18　"体重"字段的属性设置

（4）在"出生日期"字段的"验证规则"属性中输入"<=Date（）"。在"验证文本"属性中输入"出生日期输入有误"。单击"输入掩码"属性框右侧的"生成器"按钮，在出现的"输入掩码向导"对话框中，选择"长日期"，其他采用默认设置。结果如图 2-19 所示。

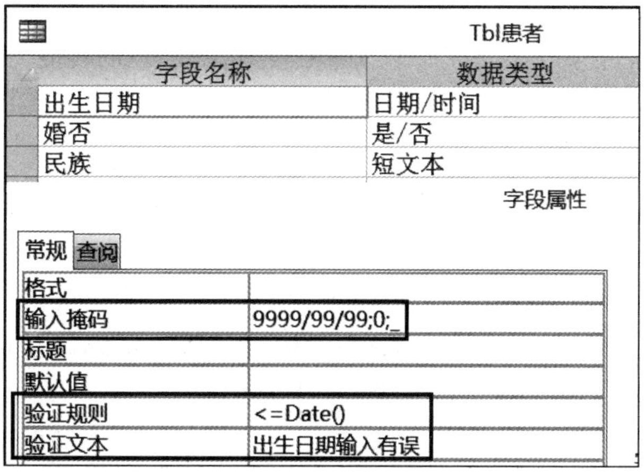

图 2-19　"出生日期"字段的属性设置

【知识点】

表中每个字段都有一系列的属性，字段的属性表示字段所具有的特性，它决定了如何保存、处理或显示该字段的数据。属性包括字段名称、数据类型、说明以及其他特征，如字段大小、格式、输入掩码等。

不同的字段类型有不同的属性，当选择某一字段时，设计视图下部的"字段属性"区就会显示出该字段的相应属性。

1. 字段大小　"字段大小"属性可以控制字段使用的空间大小。该属性可用于数据类型为"短文本"或"数字"的字段。对于一个"短文本"类型的字段，字段大小决定了该字段最多存储的字符数，其取值范围是 0 ～ 255，可以在该属性框中输入取值范围内的整数（0 与 255 等效）；对于一个"数字"型的字段，可以从其下拉列表框中选择该字段存储数字的类型。数字类型及取值范围如表 2-3 所示。

表 2-3　数字类型及取值范围

数字类型	值的范围	有效位数	字段长度
字节	0 ～ 255	/	1 字节
整型	−32,768 ～ 32,767	/	2 字节
长整型	−2,147,483,648 ～ 2,147,483,647	/	4 字节
单精度型	$−3.4×10^{38} ～ 3.4×10^{38}$	7	4 字节
双精度型	$−1.79734×10^{308} ～ 1.79734×10^{308}$	15	8 字节

2. 格式　"格式"属性用来决定数据的打印方式和屏幕显示方式。不同数据类型的字段，其格式设置有所不同，如表 2-4 所示。

表 2-4　各种数据类型可选择的格式

数据类型	设置	说明
日期 / 时间	常规日期	如果其值只是一个日期，则不显示时间；如果其值只是一个时间，则不显示日期
	长日期	如：2007 年 6 月 19 日
	中日期	如：07-06-19
	短日期	如：2007/6/19
	长时间	如：17：34：23
	中时间	如：5：34 下午
	短时间	如：17：34
数字 / 货币	常规数字	默认值，按原样显示输入的数字，不能指定小数位数。如：3456.789
	货币	使用千位分隔符；对于负数、小数以及货币符号、小数点位置按照 Windows "控制面板"中的设置。如：¥3,456.79
	欧元	使用千位分隔符和欧元符号（€），不考虑 Windows "控制面板"中的"区域设置"中指定的货币符号。如：€ 3,456.79
	固定	至少显示一位数字，对于负数、小数以及货币符号、小数点位置按照 Windows "控制面板"中的设置，可以指定小数位数。如：3456.79

续表

数据类型	设置	说明
数字 / 货币	标准	使用千位分隔符，可以指定小数位数；对于负数、小数符号以及小数点位置，遵循 Windows "控制面板" 中的区域设置中指定的设置。如：3,456.79
	百分比	将数值乘以 100 再加上百分号（%）；对于负数、小数以及货币符号、小数点位置按照 Windows "控制面板" 中的设置。如：15.23%
	科学记数	使用标准的科学记数法。如：3.46E+03，表示的数值为 3.46×10^3

3. 输入掩码　输入数据时会遇到有些数据具有相对固定的格式，如日期和邮政编码。此时可以定义一个输入掩码，输入掩码是表示有效输入值格式的字符串，这样在输入数据时，只能输入许可的值。

对于文本、数字、日期 / 时间、货币数据类型的字段，都可以定义输入掩码。Access 为文本和日期 / 时间型的字段提供了设置输入掩码的向导；对于数字和货币型的字段只能使用字符来自定义输入掩码。定义 "输入掩码" 属性所使用的字符及含义如表 2–5 所示。

表 2–5　"输入掩码" 属性所使用的字符及含义

字符	说明
0	必须输入数字（0 ~ 9）
9	可以输入数字或空格
#	可以输入数字、空格或 + –

4. 默认值　默认值是在添加新记录时自动输入的数据内容。在表中，往往会有一些字段的数据内容大量重复，设置 "默认值" 可以减少输入时的重复操作。例如，将民族字段的默认值设置为 "汉"。

5. 验证规则及验证文本　验证规则属性用于防止非法数据输入到字段中。例如，对 "数字" "日期 / 时间" 等类型的字段，可以使用验证规则将数据限制在一定的范围内。

验证文本属性是在输入的数据不符合该字段的验证规则时出现的提示信息。

6. 索引　索引可以帮助 Access 快速地查找记录并对其进行排序。索引根据自身包含的一个或多个字段来存储记录的位置。

索引包括单字段索引和多字段索引。通过设置 "索引" 属性可创建单字段索引。表 2–6 列出了 "索引" 属性的设置项。

表 2–6　"索引" 属性的设置项

属性	含义
无	不在该字段上创建索引（或删除现有索引）
有（有重复）	在该字段上创建索引，允许字段中有重复值
有（无重复）	在该字段上创建唯一索引，不允许字段有重复值

如果创建了唯一索引，则 Access 不允许在字段中输入重复值。例如，可以在电子邮箱的字段上创建唯一索引，以防止两条记录具有相同的电子邮箱地址。

创建多字段索引的方法：单击"设计"选项卡 > "显示 / 隐藏"组 > "索引"命令。在"索引"窗口中，为同一名称下的索引添加一个或多个字段，每个字段占一行，并且仅在该索引的第一行中包含索引名称。可以在对话框下部设置"唯一索引"等选项。

7. 关键字和主键　关键字是能够唯一标识一条记录的字段或字段组合。如果"医生信息表"中包含"医生 ID"和"身份证号"两个字段，而且这两个字段的值都唯一、非空，则这两个字段皆为关键字。我们可以从这两个字段中选一个字段作为主要关键字，简称"主键"，并通过"主键"字段与其他表建立联系。在设计视图中，主键字段使用"钥匙"图标作为标识。

8. 外部关键字　如果表中的一个字段不是该表的关键字，而是另外一个表的关键字，这个字段就称为外部关键字，简称"外键"。例如，"医生 ID"字段是"Tbl 医生"表和"Tbl 挂号"表的共有字段，该字段是"Tbl 医生"表的关键字，是"Tbl 挂号"表的外键，通过"医生 ID"字段可将这两个表联接起来。

【思考与练习】

1. 如果已在字段中输入了数据，又将"字段大小"属性值改小，会发生什么情况？

2. 数字型的字段如果要求数值以百分比的形式显示，如何进行设置？

3. 如果保存到"医生 ID"字段中的内容只能是 4 位数字，如何实现这种限制？

4. 如果医生的最低工资为 3000 元，如何实现这种限制？

5. 如果一个患者一天只能挂一个医生的一个号，如何实现这种限制？

6. 字段的哪些属性可用于防止非法数据输入到字段中？

【扩展资料】

1. 定义"输入掩码"属性所使用的字符及含义　如表 2-7 所示。

表 2-7　"输入掩码"属性所使用的字符及含义

字符	说明
L	必须输入字母（A～Z）
?	可以选择输入字母（A～Z）
A	必须输入字母或数字
a	可以选择输入字母或数字
C	可以选择输入任意的字符或空格
\	使其后的字符显示为原义字符（例如：\A 只显示为 A）

2. 表的验证规则　与字段验证规则不同，表验证规则可以检查多个字段的值。可以使用表达式生成器来创建验证规则。

例如，要求"Tbl 医生"表中主任医师最低工资为 6000 元，其他职称最低为 3000 元。

实现方法：在设计视图中打开"Tbl 医生"表，单击"表格工具" > "显示 / 隐藏"组 > "属性表"命令，在"属性表"窗口中单击"验证规则"属性的"生成器"按钮，输入表达式：［职称］=" 主任医师 " and ［工资］>=6000 or ［职称］<>" 主任医师 " and ［工资］>=3000，如图 2-20 所示。

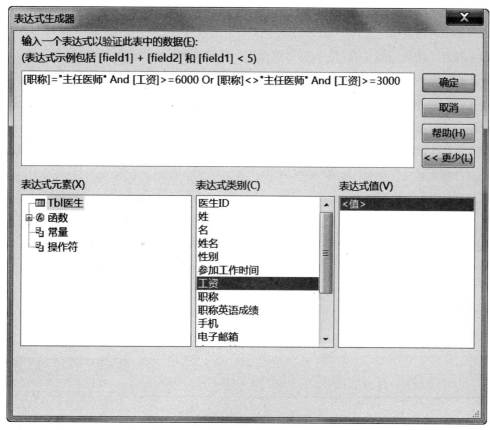

图 2–20　表的验证规则

实例 3　输入表内容——直接输入数据和获取外部数据

【实例说明】

1. 在这个实例中，我们将学习向表中直接输入数据和获取外部数据的方法。

2. 操作要求：

（1）将表 2–8 所示的内容输入到"Tbl 医生"表中，并将"第 2 章表和表间关系 \ 1 实例练习 \ 实例 3"文件夹中的图片及相关文件分别添加到"照片"和"文档"字段中。

表 2–8　"Tbl 医生"表内容

医生 ID	姓	名	工资	职称	电子邮箱	个人网址	邮政编码	备注
1101	陆	宇强	￥5,000	主任医师	poga650@stgy.cn	www.vvon.cn	644118	博士生导师，副院长
1102	王	光正	￥3,500	副主任医师	zrpu79@fcmu.cn	www.zyll.cn	718734	外语能力：英语六级

（2）导入外部数据：将本实例练习文件夹中 Excel 文件"中药 .xlsx"中的数据导入到"中医门诊 – 练习 .accdb"数据库。

【实现过程】

1. 在表中录入数据

（1）打开"中医门诊 – 练习 .accdb"数据库，在数据表视图下打开"Tbl 医生"表。从第 1 个空记录的第 1 个字段开始分别输入"医生 ID""姓""名""工资""职称""电子邮箱""个人网址""邮政编码""备注"字段的内容。当输入完一个字段值时，按【Enter】键或【Tab】键移至下一个字段。

（2）当输入"照片"字段时，右击"照片"字段对应的第 1 条记录位置，在出现的快捷菜单中选择"插入对象"命令，如图 2-21 所示。

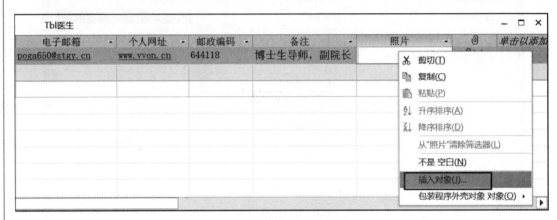

图 2-21　"照片"字段输入界面

在打开的对话框中，单击"由文件创建"单选按钮，然后再单击"浏览"按钮选择图片，图片位置："第 2 章表和表间关系 \1 实例练习 \ 实例 3\1101.bmp"，如图 2-22 所示。最后单击"确定"按钮。

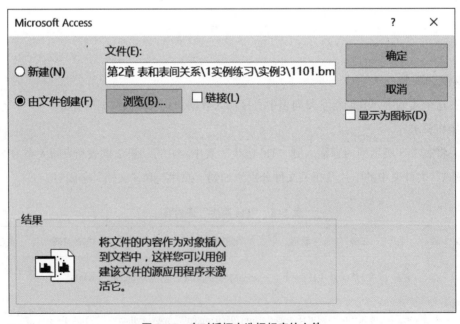

图 2-22　在对话框中选择相应的文件

（3）在附件类型的"文档"字段中输入数据时，右击"文档"字段对应的第 1 条记录位置，在快捷菜单中选择"管理附件"命令，如图 2-23 所示。

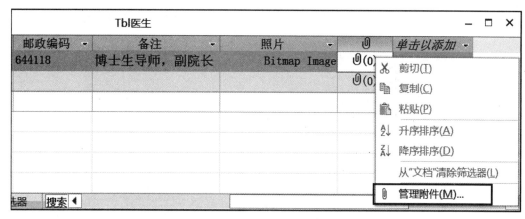

图 2-23　附件类型字段快捷菜单

在打开的"附件"对话框中，单击"添加"按钮，如图 2-24 所示。

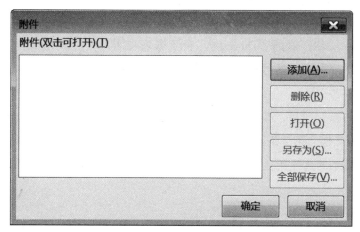

图 2-24　"附件"对话框

在打开的"选择文件"对话框中，选中所有要添加的文件，文件位置："第 2 章表和表间关系\1 实例练习 \ 实例 3"文件夹中，如图 2-25 所示。

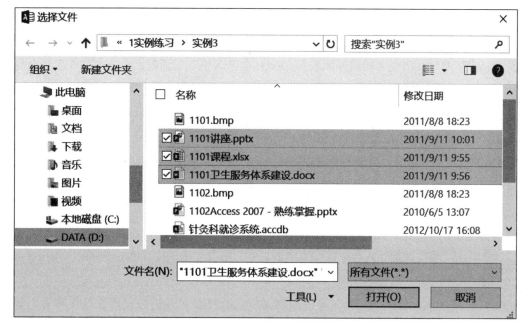

图 2-25　"选择文件"对话框

单击"打开"按钮，在"附件"对话框中可以看到添加的文件，如图 2-26 所示。

图 2-26　"附件"字段中添加了文件

单击"确定"按钮，返回"Tbl 医生"表数据表视图，当前记录"文档"字段中的括号里的数字"3"表示添加了三个文件，如图 2-27 所示

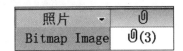

图 2-27　"Tbl 医生"表数据表视图

（4）输入完一条记录后，按【Enter】键或【Tab】键移至下一条记录，继续输入第 2 条记录。

Access 在新记录的选择器上显示一个星号 ∗；在当前正在编辑的记录选择器上显示为铅笔 ╱。

（5）输入所有数据，结果如图 2-28 所示。

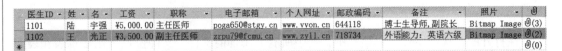

医生ID	姓	名	工资	职称	电子邮箱	个人网址	邮政编码	备注	照片	🖇
1101	陆	宇强	¥5,000.00	主任医师	poga650@stgy.cn	www.vyon.cn	644118	博士生导师,副院长	Bitmap Image	🖇(3)
1102	王	光正	¥3,500.00	副主任医师	zrpu79@fcmu.cn	www.zyll.cn	718734	外语能力：英语六级	Bitmap Image	🖇(2)
∗										🖇(0)

图 2-28　"Tbl 医生"表输入的结果

2. 获取外部数据

（1）在"中医门诊 – 练习 .accdb"数据库中，单击"外部数据"选项卡 > "导入并链接"组 > "Excel"命令，出现"获取外部数据 –Excel 电子表格"对话框。单击"文件名"右侧的"浏览"按钮，在出现的"打开"对话框中找到要导入文件的位置，选择"中药 .xlsx"文件，然后单击"打开"按钮。

在"指定数据在当前数据库中的存储方式和存储位置"下，相关选项及功能如下：

●将源数据导入当前数据库的新表中：将数据存储在新表中，并且提示命名该表。

●向表中追加一份记录的副本：将数据追加到现有的表中。

●通过创建链接表来链接到数据源：在数据库中创建一个链接表，使其与外部数据源保持同步。

这里单击"将源数据导入当前数据库的新表中"单选按钮，然后单击"确定"按钮，如图 2-29 所示。

（2）出现"导入数据表向导"第一个对话框，选择要导入的数据所在的工作表，如图 2-30 所示。

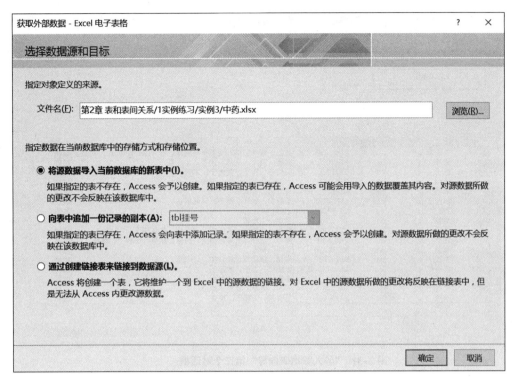

图 2-29　"获取外部数据 –Excel 电子表格"对话框

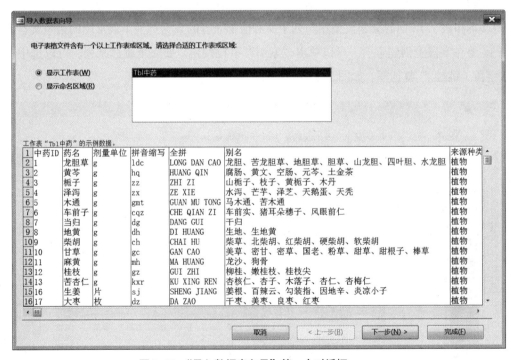

图 2-30　"导入数据表向导"第一个对话框

（3）单击"下一步"按钮，出现"导入数据表向导"第二个对话框，如果源数据的第一行包含字段名称，则需选中"第一行包含列标题"复选框，如图 2-31 所示。

如果将数据导入新表中，Access 将使用这些列标题为表中的字段命名，可以在导入操作过程中或导入操作完成后更改这些名称。如果将数据追加到现有的表中，需要源工作表中的列标题与目标表中的字段名称完全匹配。

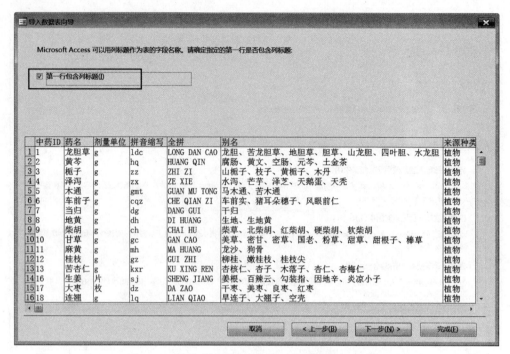

图 2-31　"导入数据表向导"第二个对话框

（4）单击"下一步"按钮，可以检查并更改目标字段的名称和数据类型。Access 会检查每一列的前 8 行，以建议对应字段的数据类型。如果工作表中某一列的前 8 行包含不同类型的值（如短文本和数字），向导会建议使用与列中所有值都兼容的数据类型（最常用的是短文本数据类型）。要在字段上创建索引，可以单击"索引"下拉按钮。要完全跳过某列，可以选中"不导入字段（跳过）"复选框。如图 2-32 所示。

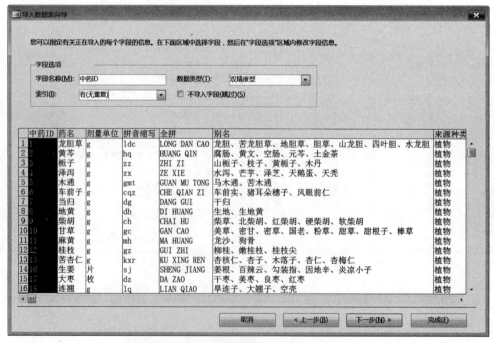

图 2-32　"导入数据表向导"第三个对话框

（5）单击"下一步"按钮，在该向导对话框中，可以指定数据表的主键。可以选择下列选项中的一项。

●让 Access 添加主键：Access 会将"自动编号"字段添加为目标表中的第一个字段，并设置为主键。

●我自己选择主键：单击右侧的下箭头按钮，将显示所添加的 Excel 表中的所有字段，可从中指定主键字段。

●不要主键：该表将没有主键。

本例选择"我自己选择主键"，并将"中药 ID"设置为主键，如图 2-33 所示。

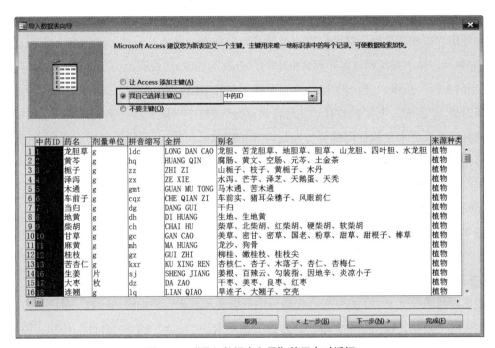

图 2-33　"导入数据表向导"第四个对话框

（6）单击"下一步"按钮，指定目标表的名称。在"导入到表"框中，输入表的名称"Tbl 中药"，单击"完成"以导入数据，如图 2-34 所示。

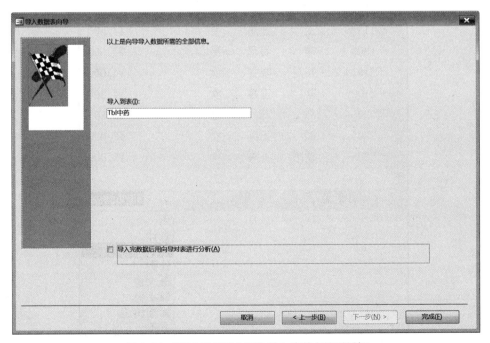

图 2-34　"导入数据表向导"输入表的名称对话框

【知识点】

1. 获取外部数据时可导入的文件类型：Excel 文件、文本文件、Access 数据库对象等。

2. 导入数据的操作是在向导的引导下完成的。从不同的数据源导入数据，Access 将启动与之相对应的向导。可保存导入步骤，以简化重复性的导入操作。

3. 单字段排序和筛选：在"数据表视图"中，单击字段表头右侧的"排序和筛选"箭头或通过"开始"选项卡 >"排序和筛选"组中相应的命令，可完成排序和筛选。排序后，排序次序将与表一起保存。

4. 使用"查找和替换"对话框查找及批量替换数据。单击"开始"选项卡 >"查找"组 >"查找"命令，在"查找和替换"对话框中的"查找"页中，"查找范围"下拉列表有"当前字段""当前文档"选项。"当前字段"就是光标所在的字段；"当前文档"表示当前的表、查询、窗体等对象。"匹配"下拉列表有"字段任何部分""整个字段"和"字段开头"选项，"字段任何部分"选项要求字段任何部分与查找内容相同即可，"整个字段"选项要求整个字段与查找内容相同，"字段开头"选项要求字段开头与查找内容相同。

【思考与练习】

将本实例"中医门诊 - 练习"数据库中的"Tbl 医生"表导入到"针灸科就诊系统"数据库中。

【扩展资料】

数据表视图提供了"汇总"行，在该行中可以显示总和、平均值、计数、最大值、最小值等。在表的"数据表视图"中，单击"开始"选项卡 >"记录"组 >"合计"按钮，添加"汇总"行后，单击该行单元格中的箭头并选择，即可完成所需的计算，如图 2-35 所示。

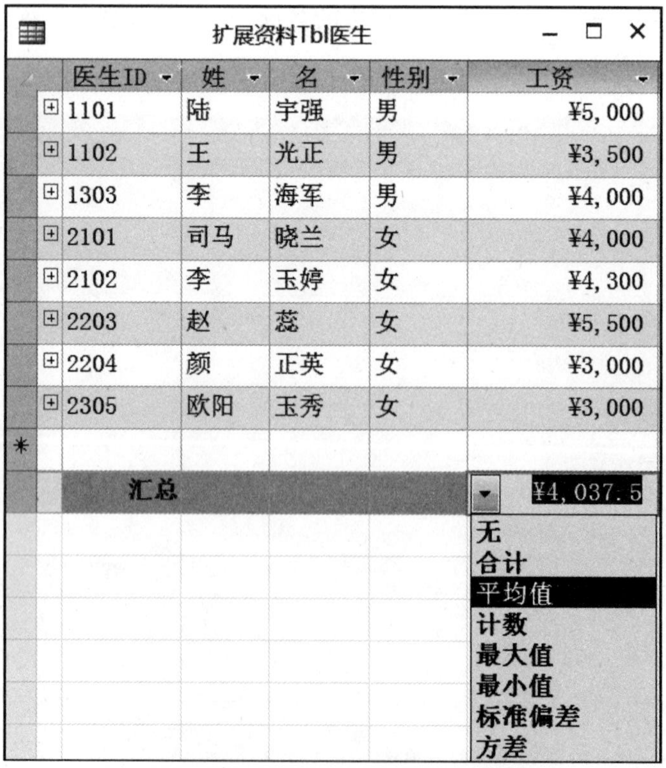

医生ID	姓	名	性别	工资
1101	陆	宇强	男	¥5,000
1102	王	光正	男	¥3,500
1303	李	海军	男	¥4,000
2101	司马	晓兰	女	¥4,000
2102	李	玉婷	女	¥4,300
2203	赵	蕊	女	¥5,500
2204	颜	正英	女	¥3,000
2305	欧阳	玉秀	女	¥3,000
汇总				¥4,037.5

扩展资料Tbl医生

无
合计
平均值
计数
最大值
最小值
标准偏差
方差

图 2-35 "Tbl 医生"表汇总计算

实例 4　建立中医门诊数据库各表联系——表间关系及参照完整性

【实例说明】

1. 在这个实例中，我们将学习建立表间关系与设置参照完整性的方法。

2. 操作要求：打开"中医门诊 – 练习 .accdb"数据库，定义数据库中的 4 个表的关系。

（1）设置"Tbl 医生"表到"Tbl 密码"表一对一关系，实施参照完整性。

（2）设置"Tbl 医生"表到"Tbl 挂号"表一对多关系，"Tbl 患者"表到"Tbl 挂号"表一对多关系，实施参照完整性。

【实现过程】

1. 在"设计视图"中打开"Tbl 患者"表。选中"患者 ID"字段，单击"设计"选项卡 > "工具"组 > "主键"命令；同样方法设置"Tbl 挂号"表的"挂号 ID"字段、"Tbl 医生"表和"Tbl 密码"表的"医生 ID"字段为主键。设置完成后保存并关闭所有表。

2. 单击"数据库工具"选项卡 > "关系"组 > "关系"命令，出现"显示表"对话框（也可通过"设计"选项卡 > "关系"组 > "显示表"命令使其弹出），如图 2–36 所示。

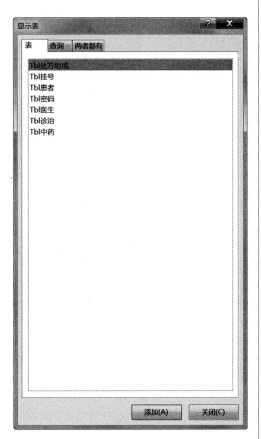

图 2–36　"显示表"对话框

3. 按住 Ctrl 后单击"Tbl 挂号""Tbl 患者""Tbl 密码""Tbl 医生"表，选中这 4 个数据表。单击"添加"按钮，将所需表添加到"关系"窗口，然后关闭"显示表"对话框。"关系"窗口如图 2–37 所示。

4. 在"关系"窗口中，拖动"Tbl 医生"表的"医生 ID"字段至"Tbl 密码"表的"医生 ID"字段，松开鼠标后，出现的"编辑关系"对话框中将显示两个表联接的字段，选中"实施参照完整性"复选框，单击"创建"按钮，创建"Tbl 医生"和"Tbl 密码"表的一对一的关系，如图 2–38 所示。

5. 在"关系"窗口中，拖动"Tbl 医生"表的"医生 ID"字段至"Tbl 挂号"表的"医生 ID"字段，松开鼠标后，出现的"编辑关系"对话框中将显示两个表联接的字段，选中"实施参照完整性"复选框，然后单击"创建"按钮，创建"Tbl 医生"和"Tbl 挂号"表的一对多的关系，如图 2–39 所示。

NOTE

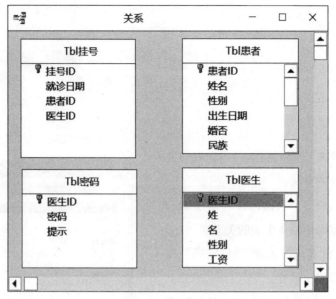

图 2-37　"关系"窗口

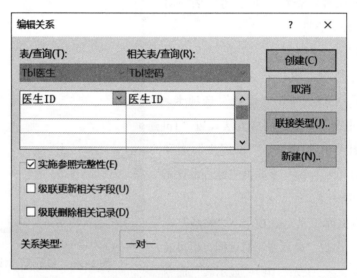

图 2-38　"编辑关系"对话框

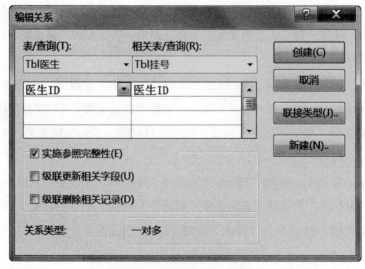

图 2-39　"编辑关系"对话框

6. 重复上述步骤，创建"Tbl 患者"表到"Tbl 挂号"表的一对多的关系。操作完成后"关系"窗口如图 2-40 所示。

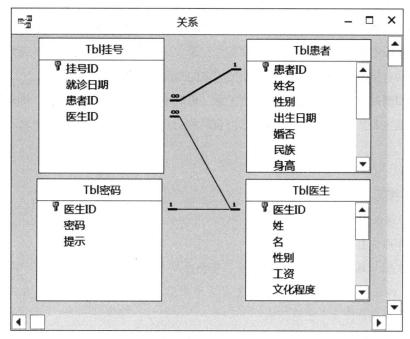

图 2-40 "关系"窗口

【知识点】

1. 表间关系的概念 Access 是一个关系型数据库，每个表都是数据库中一个独立的对象，但是每个表又不是完全孤立的，表与表之间可能存在着相互的联系。

表之间有 3 种关系，分别为：一对一、一对多和多对多。

（1）一对一 如果 A 表中的一条记录最多只能匹配 B 表中的一条记录，B 表中的一条记录只能匹配 A 表中的一条记录，那么这两个表存在一对一关系。共有字段在两个表中是主键或唯一索引时，可以建立一对一的关系。

（2）一对多 如果 A 表中的一条记录可以匹配 B 表中的多条记录，但是 B 表中的一条记录只能匹配 A 表中的一条记录。那么这两个表存在一对多关系。一对多关系是最常见的表间联系，通常将"一"端表称为主表，将"多"端表称为相关表。共有字段在主表中是主键或唯一索引，而在相关表中不唯一时，可以建立一对多的关系。

（3）多对多 如果 A 表中的一条记录与 B 表中的多条记录相关，B 表中的一条记录也与 A 表中的多条记录相关，那么这两个表存在多对多关系。多对多关系的两个表没有共有字段，多对多关系是基于两组直接的一对多关系建立的间接联系。"Tbl 医生"表作为主表和"Tbl 挂号"表是一对多关系，"Tbl 患者"表作为主表和"Tbl 挂号"表是一对多关系，这两组直接的一对多关系就建立了"Tbl 医生"表和"Tbl 患者"表的间接的多对多关系。

2. 参照完整性 参照完整性是一个规则系统，能确保表与表之间记录的有效性，避免出现孤立记录。

实施参照完整性后，必须遵守以下规则：

（1）当主表中没有匹配记录时，不能将记录添加到相关表中，否则会出现孤立记录。

NOTE

（2）当相关表中存在匹配记录时，又未启用"级联删除相关记录"的功能，则不能删除主表中的记录。如果启用"级联删除相关记录"功能，在删除主表记录的同时，将自动删除相关表中的匹配记录。

（3）当相关表中有匹配的记录时，又未启用"级联更新相关字段"的功能，则不能更改主表中的共有字段的值，否则相关表会出现孤立记录。如果启用"级联更新相关字段"功能，在更新主表中共有字段值时，将自动更改相关表中的匹配记录的共有字段的值。

3. 编辑和删除已有关系的方法　在"关系"窗口中双击表间的关系连线，即可打开"编辑关系"对话框。若要删除表间的关系，右击表间的关系连线，在快捷菜单中选择"删除"命令即可。

【思考与练习】

1. 为什么要设置主键或唯一索引？

2. 实施参照完整性的作用是什么？

3. 基于实例中创建的关系，实施了参照完整性但未启用"级联删除相关记录""级联更新相关字段"，如果王光正医生对应"Tbl 挂号"表中有 7 条出诊记录，能否直接删除王光正医生记录？能否直接删除 7 条出诊记录？

4. 根据本实例，在"中医门诊 - 练习"数据库中建立"Tbl 医生""Tbl 密码""Tbl 患者""Tbl 挂号""Tbl 诊治""Tbl 处方组成""Tbl 中药"表之间的关系，并实施参照完整性。

实例 5　设计中医门诊数据库——数据库的设计步骤

【实例说明】

1. 在这个实例中，我们将以"中医门诊"数据库的设计为例，学习数据库设计的基本步骤。

2. 合理的设计是创建数据库的基础，只有合理的设计，数据库才能有效地、准确地、及时地实现所需的功能。

【实现过程】

某中医门诊部的门诊医疗管理的主要工作包括医生管理、患者管理、挂号信息管理和中药处方管理等几项。

利用数据库组织和管理门诊医疗信息，设计过程如下：

1. 需求分析　设计数据库的第一个步骤是确定数据库的目的及需求。需要明确希望从数据库中得到什么信息。

通过对门诊医疗管理工作的了解和分析，可以确定：建立"中医门诊"数据库的目的是为了实现门诊医疗信息的组织、管理和分析。主要任务应包括医生管理、患者管理、挂号信息管理和中药处方管理。

2. 确定数据库中需要的表　在设计表时，应该按以下设计原则对信息进行分类。

（1）每个表应该只包含关于一个主题的信息　门诊医疗管理的主要工作包括医生管理、患者管理、挂号信息管理和中药处方管理等，根据"中医门诊"数据库应完成的任务以及信息分类原则，应将门诊医疗管理数据分为 7 类，并分别存放在"Tbl 医生""Tbl 患者""Tbl 挂号""Tbl 诊治""Tbl 中药""Tbl 处方组成"和"Tbl 密码"这 7 个表中。

（2）表不应包含冗余信息　冗余信息容易产生无效数据，增加录入和维护的工作。如在"Tbl 挂号"表中只存放"医生 ID"，而不需再存放医生姓名、性别等信息。

3. 确定表中需要的字段　每个表中都包含关于同一主题的信息，例如，医生表可以包含医生的姓、名、性别、文化程度、所在科室、职称和联系电话等字段。在设计每个表的字段时，请注意下列要求：

（1）每个字段直接与表的主题相关。

（2）以所需的最小的逻辑单元保存信息。例如，"中药"表中将"药名"和"拼音"分开。

（3）除计算字段外，不应包含推导或计算结果的数据，比如年龄、基于表中成绩字段而得到的评级信息。

4. 确定主键　应为每个表设置一个主键，如无合适关键字作为主键，可使用自动编号字段作主键。

5. 建立表间关系并实施参照完整性　在数据录入之前创建表间关系并实施参照完整性，可避免产生无效数据。

6. 优化设计　在设计完需要的表、字段和关系后，检查该设计并找出任何可能存在的不足。因为改变空表的设计要比更改已经填满数据的表容易得多。

在每个表中输入测试数据，以验证设计、解决问题。

7. 输入数据并创建其他数据库对象　如果认为表的结构已达到了设计要求，就可以在表中添加数据，并创建所需的数据库其他对象。

【知识点】

数据库设计一般要经过：需求分析、确定数据库中需要的表、确定表中需要的字段、确定主键、确定表间的关系、优化设计、输入数据并创建其他数据库对象等步骤，这是一个循环反复的过程。

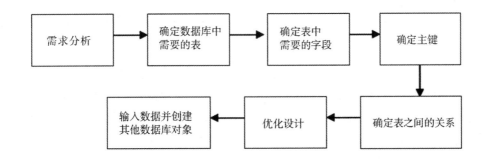

【思考与练习】

1. 如果大夫给患者一次开了内服和外用 2 个方子，当前"中医门诊"数据库的设计满足要求吗？如果不行，如何完善设计？

2. 按照数据库的设计步骤，设计"针灸门诊系统"数据库。

3. 分析"第 2 章表和表间关系 \1 实例练习 \ 实例 5\ 经方数据 .xlsx"Excel 表格，完成"经方数据库"中表的设计，创建表间关系。

习 题

一、单选题

1. 以下各项中不是表中字段的数据类型的是（   ）。

　　A. 短文本　　　　　B. 日期 / 时间　　　　C. 长文本　　　　　D. 索引

2. 如果在表中建立字段"性别"并要求用汉字表示，其数据类型应当是（   ）。

　　A. 是 / 否　　　　　B. 数字　　　　　　　C. 短文本　　　　　D. 备注

3. 如果要将 3KB 的文本块存入某一个字段，则该字段的数据类型是（   ）。

　　A. 短文本型　　　　B. 长文本型　　　　　C. 通用型　　　　　D. 字符型

4. 货币数据类型是（   ）数据类型的特殊类型。

　　A. 数字　　　　　　B. 短文本　　　　　　C. 备注　　　　　　D. 自动编号

5. 在数据表中要添加 Internet 站点的网址，字段的数据类型应采用（   ）。

　　A. 短文本　　　　　B. 超链接　　　　　　C.OLE 对象　　　　D. 自动编号

6. 下列关于 OLE 对象的叙述中，正确的是（   ）。

　　A. 用于输入文本　　　　　　　　B. 用于处理超链接数据

　　C. 用于生成自动编号数据　　　　D. 用于链接或内嵌 Windows 支持的对象

7. 如果字段内容为声音文件，则该字段的数据类型应定义为（   ）。

　　A. 短文本　　　　　B. 长文本　　　　　　C. 附件　　　　　　D. 多媒体

8. 在一个数字类型的字段中已经有数据，现要改变该字段的"字段大小"属性，重新设置为"整型"，则以下所存数据会发生变化的是（   ）。

　　A. 50　　　　　　　B. 9.26　　　　　　　C. –23　　　　　　　D. 531

9. 在定义表中字段属性时，对要求输入相对固定格式的数据，例如电话号码，应该定义该字段的（   ）属性。

　　A. 格式　　　　　　B. 默认值　　　　　　C. 输入掩码　　　　D. 字段大小

10. 邮政编码是由 6 位数字组成的字符串，为邮政编码设置输入掩码的格式是（   ）。

　　A. 000000　　　　　B. CCCCCC　　　　　C. 999999　　　　　D. LLLLLL

11. 字段默认值的作用是（   ）。

　　A. 不得使该字段为空

　　B. 不允许字段的值超出某个范围

　　C. 新记录中该字段未输入数据之前系统自动提供的数据

　　D. 系统自动把小写字母转换为大写字母

12. 以下关于字段属性的叙述，错误的是（   ）。

　　A. 可以为任意类型的字段设置默认值属性

B. 不同的字段类型，其字段属性有所不同

C. 验证规则属性是用于限制该字段输入值的表达式

D. 字段大小可用于设置文本、数字或自动编号等类型字段

13. 如果想在"Tbl 医生"表的数据表视图中只显示出姓"王"的医生记录，应使用 Access 提供的（ ）。

    A. 筛选功能   B. 排序功能   C. 查询功能   D. 报表功能

14. （ ）不能导入到 Access 数据库中。

    A. Excel 电子表格   B. CSV 文本文件

    C. Word 文档中的表   D. Access 数据库中的表

15. 创建数据库有两种方法。一种方法是先建立一个空数据库，然后向其中添加数据库对象；另一种方法是（ ）。

    A. 使用"数据库视图"   B. 使用"数据库模板"

    C. 使用"数据库生成器"   D. 使用"数据库导入"

16. 在 Access 中，空数据库是指（ ）。

    A. 数据库表中数据是空的

    B. 没有基本表的数据库

    C. 没有窗体、报表的数据库

    D. 没有任何数据库对象的数据库

17. Access 数据库中，表的组成是（ ）。

    A. 字段和记录   B. 查询和字段

    C. 记录和窗体   D. 报表和字段

18. 以下关于 Access 表的叙述中，正确的是（ ）。

    A. 一个表包含一到两个主题的信息

    B. 表的数据表视图只用于显示数据

    C. 表设计视图可设计表的结构

    D. 在表的数据表视图中，不能修改字段名称

19. 在 Access 的数据表中删除了一条记录，被删除的记录（ ）。

    A. 可以恢复到原来位置   B. 可以恢复为最后一条记录

    C. 可以恢复为第一条记录   D. 不能恢复

20. 若将文本字符串 "23" "8" "7" 按升序排序，则排序的结果为（ ）。

    A. "23" "8" "7"   B. "7" "8" "23"

    C. "23" "7" "8"   D. "7" "23" "8"

21. 对数据表进行筛选操作，结果是（ ）。

    A. 只显示满足条件的记录，将不满足条件的记录从表中删除

    B. 显示满足条件的记录，并将这些记录保存在一个新表中

    C. 只显示满足条件的记录，不满足条件的记录被隐藏

    D. 将满足条件的记录和不满足条件的记录分为两个表进行显示

NOTE

二、填空题

1. 要使用设计视图建立表结构，可单击"创建"选项卡（　）组中的（　）命令。

2. 在设计字段时，可使用（　）实现既可从键盘录入，也可以通过下拉列表选择录入的功能。

3. 字段的（　）属性用来决定数据的打印方式和屏幕显示方式。

4. （　）是在输入或删除记录时，为维护表之间已定义的关系而必须遵循的规则。

5. 可以使用（　）来帮助 Access 快速地查找记录并对其进行排序。

6. "索引"属性的设置项有（　）（　）和（　）。

7. （　）是能够唯一标识一条记录的字段或字段的组合。

8. （　）是数据库中最基本的对象，也是整个数据库系统的数据来源。

9. 在 Access 中数据类型主要包括：短文本、长文本、数字、日期 / 时间、货币、自动编号、是 / 否、OLE 对象、超链接、（　）。

10. Access 提供了两种数据类型保存文本、文本和数字组合的数据，这两种数据类型是：（　）型和（　）型。

11. 每个表最多可以包含自动编号字段的个数是（　）。

12. （　）数据类型不能人为地指定数值或修改数值。

13. Access 数据库中，表与表之间的关系分为一对一、（　）和多对多 3 种。

14. 在向数据表中输入数据时，若要求输入的字符最多 3 位，第 1 位可以是数字、加减号或空白，第 2 位必须是数字，第 3 位可以是数字或空白，则应该设置的输入掩码是（　）。

15. 人员基本信息包括：身份证号码、姓名、性别、生日、邮政编码等。其中可以作为主键的是（　）。

三、操作题

说明：在"第 2 章表和表间关系 \3 习题练习 \"下各操作题对应的子文件夹中完成相关操作。

1. 在"教学管理"数据库中，根据"学生信息 .docx"文件中的信息建立"Tbl 学生"数据表，并将"学生信息 .docx"中的数据录入到新表中。

2. 打开"教学管理 .accdb"数据库，在"Tbl 班级"表中添加"班级名称"字段，"班级名称"的值为"专业"和"入学年份"字段的组合。

3. 将"教务 .accdb"数据库中的"Tbl 排课"表中的内容添加到"教学管理 .accdb"数据库中。

4. 在"教学管理 .accdb"数据库中有 5 个表："Tbl 课程""Tbl 排课""Tbl 成绩""Tbl 班级"和"Tbl 学生"，分析各表结构，创建表间关系。

5. 综合应用。

（1）在"医院管理 .accdb"数据库中新建"Tbl 护士"表，数据内容和显示格式见表 2-9。

表 2–9　"Tbl 护士"表内容

护士 ID	姓名	科室 ID	工作日期
001	李江	003	2000 年 10 月 1 日
002	王民	001	1999 年 8 月 1 日
003	周敏	002	2005 年 7 月 2 日

（2）设置"Tbl 护士"表的主键。

（3）"Tbl 护士"表的"姓名"字段必须填内容，"工作日期"字段的默认值为系统当前日期的下一天。

（4）将 Excel 文件"Tbl 医生 .xlsx"导入到"医院管理 .accdb"数据库中，表名为"Tbl 医生"。

（5）对"Tbl 医生"表进行操作，使"性别"字段可通过下拉列表进行选取。

（6）通过相关字段建立"Tbl 医生""Tbl 护士""Tbl 科室""Tbl 患者"和"Tbl 预约信息"表之间的关系，并实施参照完整性。

第3章　查　询

查询是 Access 数据库的重要对象，是 Access 处理和分析数据的重要工具。查询可以根据用户设置的条件，将一个或多个数据表中的数据提取出来，对数据进行浏览、分析和统计。

查询包括选择查询、交叉表查询、参数查询、操作查询和 SQL 特定查询等类型。本章将通过 16 个实例介绍各种类型的查询的创建、编辑、使用的方法和 SQL 语法。

本章介绍的自 Access2007 以来的新功能包括：对多值字段和附件字段的条件设置方法；介绍的中医药典型应用为药对配伍分析、中药用量的统计分析及运用操作查询生成规范中医药数据的方法。

本章实例、习题等练习文件及答案位于"实例与习题\第 3 章查询"文件夹中。

实例 1　显示某位医生的出诊信息——用设计视图创建选择查询

【实例说明】

1. 本实例介绍如何使用设计视图创建查询。

2. 操作要求：在"第 3 章查询\1 实例练习\中医门诊 – 练习"数据库中，使用设计视图创建选择查询，显示"李玉婷"医生的出诊信息。

【实现过程】

1. 打开设计视图

（1）选择"创建"选项卡 > "查询"组 > "查询设计"命令。如图 3-1 所示。

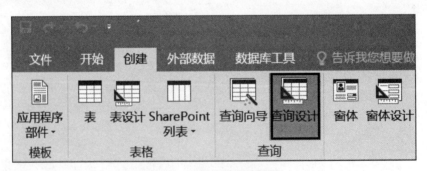

图 3-1　启动查询设计视图

（2）启动设计视图，如图 3-2 所示。

（3）系统自动弹出"显示表"对话框。如果系统未弹出"显示表"对话框，可单击"查询工具" > "设计"选项卡 > "查询设置"组 > "显示表"命令。

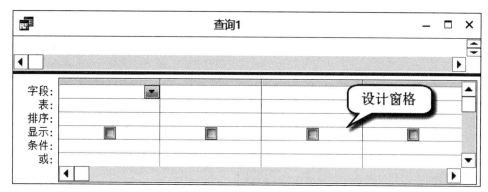

图 3-2 查询设计视图界面

（4）在"显示表"对话框中，选定数据源，数据源可以是表，也可以是查询，如图 3-3 所示。添加"Tbl 医生"表、"Tbl 挂号"表和"Tbl 患者"表后，关闭"显示表"对话框。

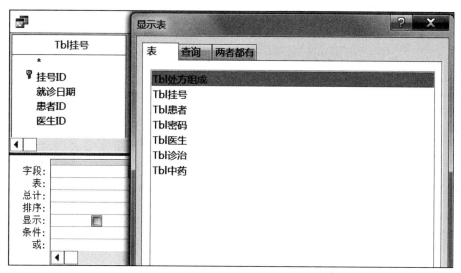

图 3-3 添加数据源

2. 添加字段和建立查询条件

（1）将"Tbl 患者"表中的患者 ID、姓名字段，"Tbl 挂号"表中的就诊日期字段，"Tbl 医生"表中的医生 ID、姓名字段拖拽到设计窗格的"字段"行中，或者在设计窗格的"表"行中选择表、在"字段"行中选择需要的字段，如图 3-4 所示。

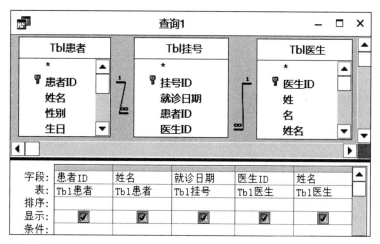

图 3-4 添加字段

（2）在设计窗格的"Tbl 医生"表"姓名"字段的"条件"行中填写条件"李玉婷"（注意：引号为英文字符，不能使用中文引号），如图 3-5 所示。

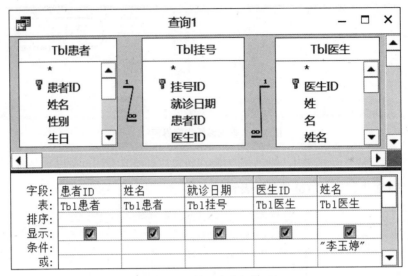

图 3-5　填写查询条件

3. 显示查询结果　单击"查询工具">"设计"选项卡 >"结果"组 >"视图"（数据表视图）命令，进入"数据表视图"，如图 3-6 所示。查询结果如图 3-7 所示。

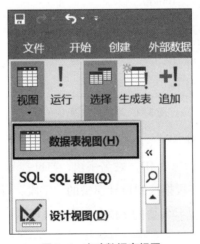

图 3-6　启动数据表视图

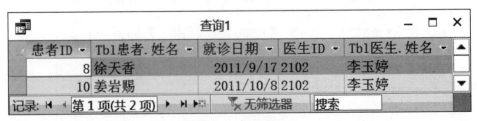

图 3-7　查询结果

4. 修改字段名　在查询设计视图中，将"Tbl 患者"表"姓名"列"字段"行中的内容改为"患者姓名：姓名"，将"Tbl 医生"表"姓名"列"字段"行中的内容改为"医生姓名：

姓名",如图 3-8 所示。切换到数据表视图,字段名修改效果如图 3-9 所示。

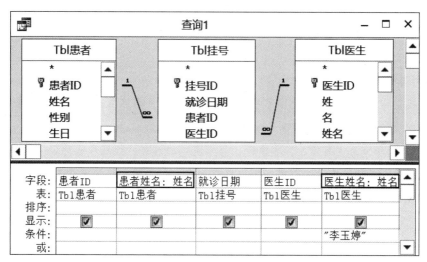

图 3-8　字段名设置

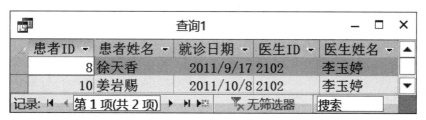

图 3-9　修改后字段名显示

【知识点】

1. 在"显示表"对话框中为查询添加数据源时,按住 Shift 键可实现连续多选,按住 Ctrl 键可实现不连续多选和反向选择。

2. 修改查询中字段名的方法:查询设计视图中,在"字段"行中,将想要最终显示的新字段名与原字段名或表达式用"英文冒号"隔开,格式为"新字段名:原字段名或表达式"。

3. 字段列表中"*"表示所有字段。

4. 条件填写时的一些规则如下。

(1)定界符　见表 3-1。

表 3-1　定界符

定界符	定界对象	示例
" "	文本	"李玉婷"
# #	日期	#2012/10/15#

数字类型无定界符。

(2)是否型字段的条件　为了显示"否","条件"行可以设置为:false 或 no 或 off 或 0;为了显示"是","条件"行可以设置为:true 或 yes 或 on 或 -1。

5. 空值、空字符串的区别及条件设置。

(1)空值　字段中未填写任何信息时即为空值,其表示的含义为该字段的值目前不知道,使用"null"表示空值。在查询的条件中可使用 is null 筛选空值，使用 is not null 筛选非空值。

（2）空字符串　也称"空串"，使用 "" 表示。空字符串表示知道该文本字段没有值。查询设计视图的条件行设置为 "" 可筛选文本字段中的空字符串。

【思考与练习】

1. 如果在查询设计视图的设计窗格中选择了不同表的同名字段，显示查询结果时，会出现什么情况？

2. 查询 2011 年 9 月 1 日哪些医生出诊，显示医生的姓名、性别和职称。

3. 查看患者的手机情况，分别显示没有手机的患者、知道手机情况的患者、不知道手机情况的患者、有手机的患者。

实例 2　复杂条件设计——在选择查询中使用运算符

【实例说明】

1. 本实例介绍运算符在选择查询中的应用。

2. 操作要求：创建查询，显示所有"刘"姓患者的诊治信息。

【实现过程】

1. 添加数据源和字段　在查询设计视图中添加"Tbl 患者""Tbl 挂号""Tbl 诊治"3 个表中的"患者 ID""姓名""挂号 ID""就诊日期""诊治项目""描述"等字段。如图 3-10 所示。

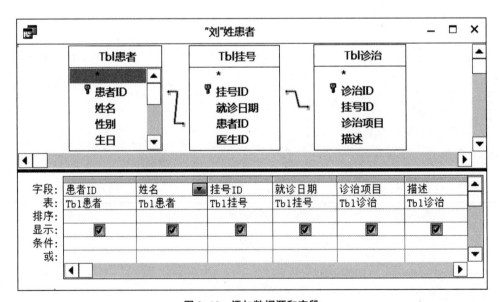

图 3-10　添加数据源和字段

2. 设置查询条件　在设计窗格的"姓名"字段的"条件"中填写：Like "刘 *"。如图 3-11 所示。

3. 显示查询结果　在"数据表视图"中显示查询结果。如图 3-12 所示。

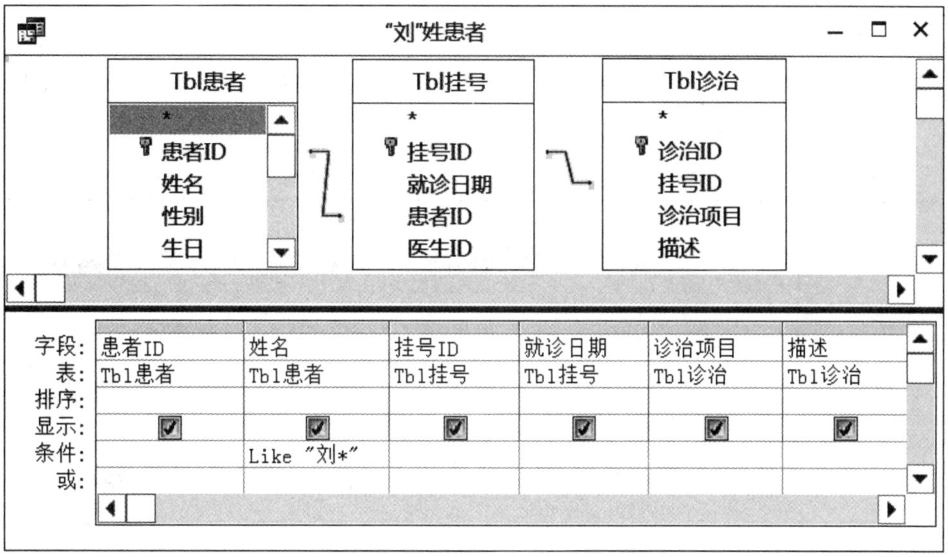

图 3-11 填写查询条件

"刘"姓患者

患者ID	姓名	挂号ID	就诊日期	诊治项目	描述
15	刘理仪	43	2011/9/24	脉诊	沉细滑
15	刘理仪	43	2011/9/24	舌诊	尖红，苔薄底络瘀
15	刘理仪	55	2011/10/1	刻下症	体偏瘦，面黄，纳差，寐汗，便二日
15	刘理仪	55	2011/10/1	脉诊	滑
15	刘理仪	63	2011/10/8	舌诊	淡，苔薄黄
15	刘理仪	63	2011/10/8	脉诊	细弦
15	刘理仪	63	2011/10/8	刻下症	子10个月，哺乳1月余，头晕腰痛痒
27	刘晓英	115	2011/11/19	舌诊	淡苔薄白
27	刘晓英	115	2011/11/19	脉诊	弦滑
27	刘晓英	120	2011/11/26	血常规	白细胞4.1
27	刘晓英	120	2011/11/26	脉诊	滑
27	刘晓英	120	2011/11/26	舌苔	中部黄腻
27	刘晓英	120	2011/11/26	脉诊	弦

记录: 第 1 项(共 27 项 无筛选器 搜索

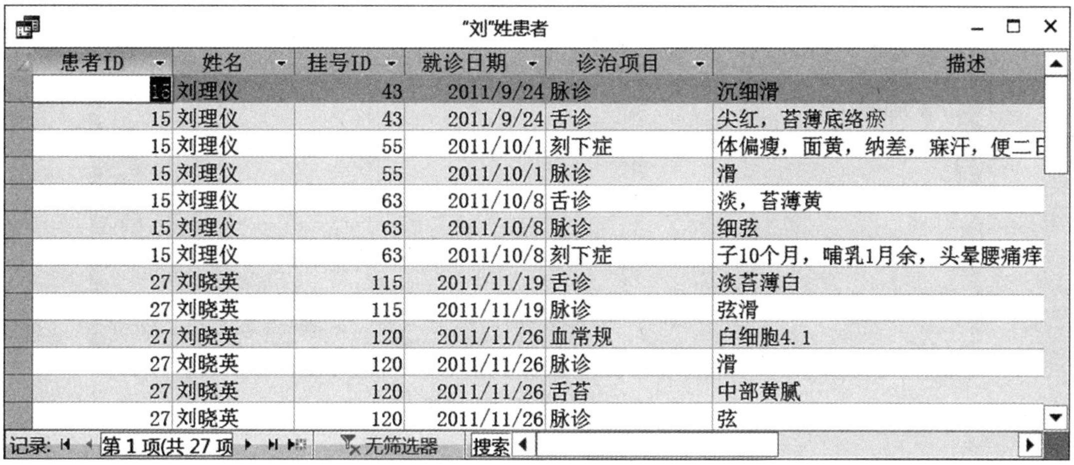

图 3-12 结果查询

【知识点】

1. Access 中的运算符包括算术运算符、字符串连接运算符、比较运算符和逻辑运算符，优先级依次降低。通常情况下，算术运算的结果为数字，字符串连接运算的结果为字符串，比较运算和逻辑运算的结果为逻辑值 True 或 False。

2. 单击“查询工具”>“设计”选项卡>“查询设置”组>“生成器”命令，打开“表达式生成器”对话框，可更容易创建表达式，如图 3-13 所示。可在“表达式元素”>“操作符”项下选择所需运算符。常用运算符见表 3-2、表 3-3、表 3-4、表 3-5。

表 3-2 常用算术运算符

算术运算符	说明	示例	结果
+	加	2+3	5
–	减	5–2	3
*	乘	3*4	12
/	除	10/2	5

续表

算术运算符	说明	示例	结果
^	乘方	2^3	8
mod	求模（求余）	14 Mod 4	2

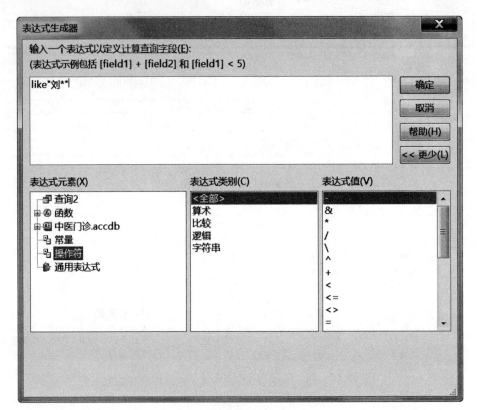

图 3-13　表达式生成器

表 3-3　比较运算符

比较运算符	说明	示例	结果
=	等于	2=1	false
<>	不等于	2<>1	true
<	小于	2<3	true
<=	小于等于	2<=3	true
>	大于	2>3	false
>=	大于等于	2>=3	false
In	用于指定一组值，只要其中一个值与被查询的值匹配，结果即为真	5 in（2,8,5）	true
Between 表达式 1 And 表达式 2	用于指定一个值的范围，如果被判断的值大于等于表达式 1，并且小于等于表达式 2，则结果为真	5 Between 1 and 10	true
Like	用于指定查找文本字段的字符模式。用 ? 表示该位置可匹配任何一个字符；用 * 表示该位置可匹配零或多个字符；用 # 表示该位置可匹配一个数字；用 [ ] 描述一个范围，用于表示可匹配的字符范围	Like " 王 *"	显示以 "王" 开头的字符串

表 3-4　常用逻辑运算符

逻辑运算符	说明	示例	结果
Not	单目运算符，取反	Not（1>2）	true
And	双目运算符，And 连接的 2 个表达式皆为真时，整个表达式才为真	（1>2）And（2<3）	false
Or	双目运算符，Or 连接的 2 个表达式至少有 1 个为真时，整个表达式为真	（1>2）Or（2<3）	true

表 3-5　字符串连接运算符

连接运算符	说明	示例	结果
+	可相连 2 个字符串	"ab"+"cd"	"abcd"
&	安全的字符串连接符，可将 2 个不同数据类型的值以字符串形式连接起来	"num" & 123	"num123"

【思考与练习】

1. 显示"Tbl 医生"表中"工资"在 3000 ～ 4000 元之间的医生名单。

2. 查找手机号码中包含"35"的患者。

3. 显示回族、满族、壮族患者的信息。

4. 显示少数民族患者的信息。

【扩展资料】

1. 多值字段的条件设置　在"既往病史"字段名的"条件"行中键入条件"高血压"，以显示出高血压患者及其所患全部疾病的记录。如图 3-14 所示。查询结果如图 3-15 所示，可见刘旭、赵磊的多种病史。

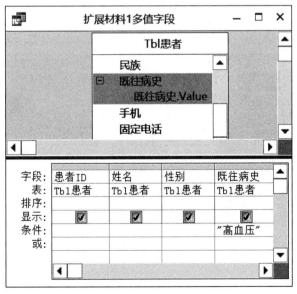

图 3-14　多值字段条件设置

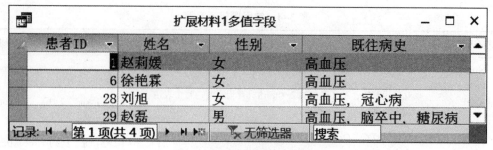

图 3-15   多值字段显示结果

在"既往病史 .Value"字段的"条件"行中键入条件"高血压",显示出高血压患者的记录,此种方法将看不到"高血压"之外的其他病史,如图 3-16 和图 3-17 所示。

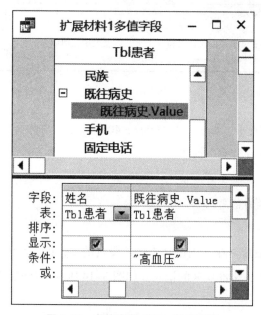

图 3-16   多值字段 .Value 条件设置

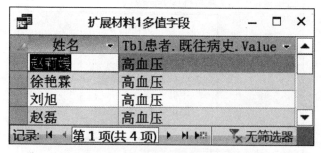

图 3-17   多值字段显示结果

2. "附件"类型字段的条件设置   "附件"类型字段包括"字段名 .FileData""字段名 .FileName"和"字段名 .FileType",它们分别代表该附件字段中的文件数据、文件名称和文件类型。如图 3-18 所示。

在"条件"行中,键入适当的条件,即可查询到相关记录。查找"文档"字段中包含".xls"Excel 文件的医生,条件设置和结果如图 3-18 和图 3-19 所示。

NOTE

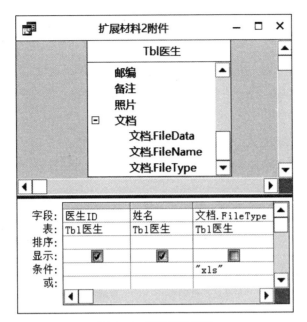

图 3-18 附件字段设计

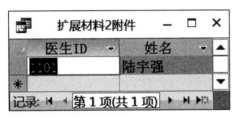

图 3-19 文档查询结果

在"Tbl 医生"表中看到陆宇强医生确有扩展名为 .xls 的附件。如图 3-20 所示。

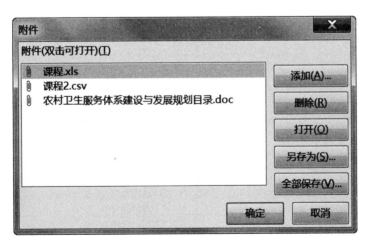

图 3-20 附件文件

实例 3 计算患者的年龄——在查询中添加计算字段

【实例说明】

1. 本实例介绍在查询中添加计算字段的方法。

2. 操作要求：基于"Tbl患者"表的"生日"字段计算出患者的年龄，以字段名"年龄"显示。

【实现过程】

1. 添加数据源和字段 打开查询设计视图，添加数据源"Tbl患者"表，添加姓名、性别、生日等字段。

2. 设置新字段和计算表达式 在设计窗格空白列的"字段"行中填写"年龄：Year(Date( ))-Year([生日])"，其中冒号左侧为新字段的字段名，冒号右侧为计算表达式。如图3-21所示。

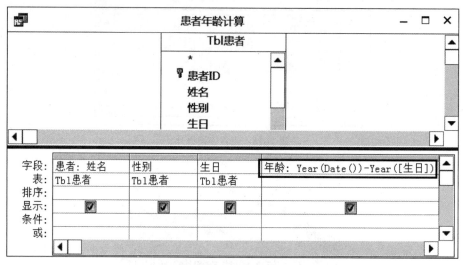

图3-21 添加年龄字段

3. 显示查询结果 在"数据表视图"中显示查询结果，如图3-22所示。更改患者出生年份后，年龄将自动重新计算。

患者	性别	生日	年龄
赵莉媛	女	83-07-01	33
李峰成	女	81-01-16	35
王渝	女	65-11-23	51
吴金雁	女	68-08-24	48
陈梓文	男	42-11-15	74
徐艳霖	女	45-07-26	71
徐玲嫒	女	71-07-14	45
徐天香	女	81-10-27	35
杨先英	女	56-03-20	60
姜岩赐	女	82-03-07	34
黎华妮	女	82-01-16	34
赵宏燕	女	93-12-11	23
翟海鹏	男	09-07-22	7

记录：第1项(共32项) 无筛选器 搜索

图3-22 查询结果

【知识点】

1. 在表达式中，英文方括号用于标识字段。如"年龄：Year（Date（ ））-Year（[生日]）"中[生日]表示"生日"字段。

2. 常用函数，如表 3-6 所示。

表 3-6　常用函数

类别	函数	说明	示例	结果
数学	Fix(N)	返回 N 的整数部分	Fix(-5.6)	-5
	Int(N)	返回不大于 N 的整数部分	Int(-5.6)	-6
	Round(N1,N2)	将 N1 按照 N2 指定的小数位数进行"四舍六入五留双"运算，N2 为 0 时无小数部分	Round(3.75,1) Round(3.85,1)	3.8 3.8
文本	Left(S, N)	从 S 左侧截取 N 个字符	Left("abcd",2)	"ab"
	Right(S, N)	从 S 右侧截取 N 个字符	Right("abcd",2)	"cd"
	Mid(S,N1,N2)	从 S 第 N1 个字符开始，截取 N2 个字符	Mid("abcd",2,2)	"bc"
	Len(S)	返回 S 的长度	Len("abcd")	4
	InStr(S1, S2)	查找 S2 在 S1 中第一次出现的位置	InStr("abcd","c")	3
日期/时间	Year(T)	返回给定日期中的年份，函数值是数字型	Year(#2012/6/3#)	2012
	Date()	返回当前系统日期	Date()	当前系统日期
检查	IsNull(E)	判断 E 是否为 Null	IsNull("")	false
转换	Nz(E1, E2)	E1 是 null 时，返回 E2；否则返回 E1	Nz(null,"good")	"good"
	Str(N)	将 N 转成字符串	Str(345)	"345"
	Val(S)	如果 S 以可识别的数字开头，则返回该数字；否则返回 0	Val(" 12 3aa 45")	123
程序流程	IIf(L, E1, E2)	如果 L 的值为 true，返回 E1；否则返回 E2	IIf(5>3,"A","B")	"A"

注：N 为数值型表达式，S 为字符型表达式，L 为逻辑型表达式，T 为日期型表达式，E 为表达式。

【思考与练习】

1. 基于"Tbl 医生"表创建查询，显示医生姓名、工资、本月收入、收入水平等信息，"本月收入"为"工资"加 500 元过节费，工资超过 4000 元，收入水平为"高"，工资未超过 3000 元，收入水平为"低"，如图 3-23 所示。

医生ID	姓名	本月收入	工资	收入水平
1101	陆宇强	¥5,500.00	¥5,000	高
1102	王光正	¥4,000.00	¥3,500	
1303	李海军	¥4,500.00	¥4,000	
2101	司马晓兰	¥4,500.00	¥4,000	
2102	李玉婷			
2203	赵蕊	¥6,000.00	¥5,500	高
2204	颜正英	¥2,500.00	¥2,000	低
2305	欧阳玉秀	¥3,500.00	¥3,000	

练习1医生收入水平　记录：第 1 项(共 8 项)　无筛选器　搜索

图 3-23　工资情况

2. 基于"Tbl 患者"表创建查询，添加"手机信息"字段，对于手机号码为空值的显示为"未知"、为空串的显示为"没有"。如图 3-24 所示。

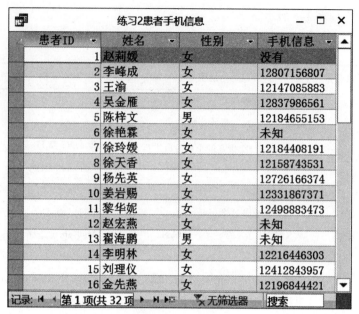

图 3-24   手机信息

【扩展资料】

函数介绍。

表 3-7   数学函数的功能和示例

函数	功能	示例	函数值
Abs（N）	绝对值	Abs（-7）	7
Cos（N）	余弦	Cos（3.14159265）	-1
Exp（N）	e 指数	Exp（1）	2.71828182845905
Log（N）	自然对数	Log（2.71828182845905）	1
Rnd（N）	返回一个 0～1 之间的随机数	Rnd（ ）	随机产生 0 至 1 之间的小数
Sgn（N）	当 N>0，函数返回 1；当 N=0，函数返回 0；当 N<0，函数返回 -1	Sgn（7）	1
Sin（N）	正弦	Sin（0）	0
Sqr（N）	平方根	Sqr（4^2+3^2）	5
Tan（N）	正切	Tan（3.14/4）	1

注：N 是数值型表达式。

表 3-8   字符串函数的功能和示例

函数	功能	示例	函数值
Lcase（S）	将字符串 S 中的字母转换为小写	Lcase（"BUCM"）	"bucm"
Ucase（S）	将字符串 S 中的字母转换为大写	Ucase（"Bucm"）	"BUCM"
Ltrim（S）	删除字符串 S 左边的空格	Ltrim（" BUCM"）	"BUCM"
Rtrim（S）	删除字符串 S 右边的空格	Rtrim（"BUCM "）	"BUCM"
Trim（S）	删除字符串 S 首尾两端的空格	Trim（" BUCM "）	"BUCM"
Space（N）	生成 N 个空格字符	Space（5）	" "

注：引号内为 5 个空格

注：S 是字符串表达式。N 是数值型表达式。

表 3-9 日期时间函数的功能和示例

函数	功能	示例	示例结果
Hour（T）	计算时间 T 的小时	Hour（#19：02：13#）	19
Minute（T）	计算时间 T 的分钟	Minute（#19：02：13#）	2
Second（T）	计算时间 T 的秒	Second（#19：02：13#）	13
DateAdd（C, N, D）	对日期 D 的 C 部分增加特定时间 N	DateAdd（"D", 2, #2008-5-1#）	2008-5-3
		DateAdd（"M",2,#2008-5-1#）	2008-7-1
DateDiff（C, D1, D2）	计算日期 D2 和日期 D1 的 C 类差值	DateDiff（"D", #2008-5-15#, #2008-5-19#）	4
		DateDiff（"YYYY", #2008-2-17#, #2010-1-29#）	2
Weekday（D）	返回指定日期是星期几	Weekday（#2012-5-1#）	3（表示为星期二）
DateSerial(year, month, day)	返回指定年月日的日期	DateSerial(1969, 2, 12)	#1969-2-12#

注：D、D1 和 D2 是日期型表达式；T 是时间型表达式；C 是专用字符串。

扩展练习：基于上述资料，在计算年龄时，如果要求生日为今天或在今天之前，年龄才增长 1 岁，这样的准确年龄如何计算？

实例 4 分析处方中的中药用量——利用分组查询进行统计

【实例说明】

1.本实例介绍分组查询和统计计算的方法。

2.操作要求：统计"Tbl 处方组成"表中每味中药用量总和、平均值、最大值、最小值及出现次数，结果按中药使用次数降序排列。

【实现过程】

1.添加数据源和字段 在查询设计视图中将"Tbl 处方组成"表作为数据源，在下部的设计窗格中添加 2 个"中药 ID"字段和 4 个"剂量"字段。

2.分组查询统计

（1）单击"查询工具">"设计"选项卡 >"显示 / 隐藏"组 >"Σ 汇总"命令，如图 3-25 所示，设计窗格中出现"总计"行。

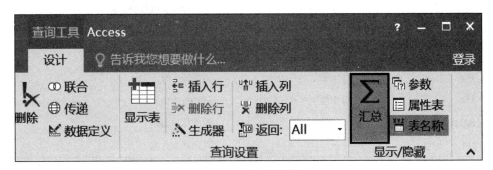

图 3-25 汇总命令按钮

（2）在2个"中药ID"字段的"总计"单元格中分别选择"Group By"和"计数"；4个"剂量"字段的"总计"单元格中分别选择"合计""平均值""最大值""最小值"，完成分组统计。在"中药ID之计数"字段的"排序"行中选择"降序"，如图3-26所示。

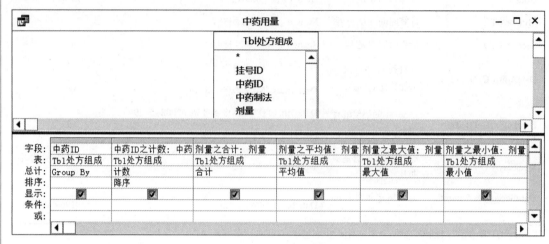

图 3-26   分组与排序

3. 显示查询结果   单击"数据表"视图，显示分组统计结果。如图3-27所示。

中药ID	中药ID之计数	剂量之合计	剂量之平均值	剂量之最大值	剂量之最小值
甘草	101	562	5.56435643564356	10	3
黄芩	98	970	9.89795918367347	15	5
赤芍	93	1035	11.1290322580645	15	6
柴胡	91	832	9.14285714285714	10	5
白术	91	923	10.1428571428571	15	4
半夏	87	827	9.50574712643678	10	4
陈皮	78	487	6.24358974358974	10	3
麦冬	68	1320	19.4117647058824	30	10
青皮	66	407	6.16666666666667	10	5
白芍	64	650	10.15625	15	10

记录: ◄ ◄ 第1项(共 203 ► ►► ►* 无筛选器　搜索

图 3-27   分组统计结果

【知识点】

1. 聚合函数   见表3-10。

表 3-10   SQL 聚合函数

函数	总计行显示	说明
Sum	合计	返回数值字段值的总和
Avg	平均值	返回非空值的平均值
Count	计数	返回非空值的记录数
Max	最大值	返回最大值
Min	最小值	返回最小值
StDev	StDev	返回标准偏差
Var	变量	返回样本方差

2. 总计行常用功能　见表 3–11。

表 **3–11**　总计行

总计行内容	说明
Group by	对字段值进行分组，字段值相同为一组
First	分组后，每组记录中第一条记录的值
Last	分组后，每组记录中最后一条记录的值
Expression	为基于聚合函数运算的表达式，例如可用此项求所有人的平均工资（空值按 0 处理），表达式为 sum（［工资］)/count(*)
where	在分组查询中用于设置 group by 运算之前的条件，只有符合条件的记录才参加 group by 运算，此列不可显示。分组查询中非 where 列设置的条件作用于分组计算之后的结果

【思考与练习】

1. 基于"Tbl 医生"表，计算不同性别、不同职称的医生人数。

2. 分组查询中的条件设置有几种？完成下面操作：

（1）显示处方中单味药用量大于等于 20g 的中药名及出现的次数。

（2）显示所有处方中用量总和大于 700g 的中药名及该药出现次数。

两题结果如图 3-28 所示。

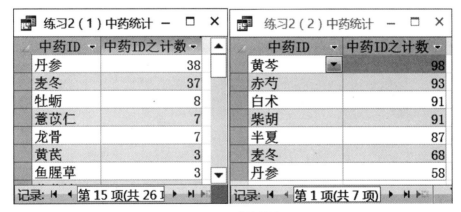

图 **3–28**　查询结果

3. 统计出 2000-1-1 之前出生的患者各年龄段的人数，并按人数降序排列，如图 3-29 所示。

图 **3–29**　年龄统计

实例5 统计各种功能各种药性中药的数量—— 交叉表查询

【实例说明】

1. 本实例介绍交叉表查询的设计。

2. 操作要求：基于"Tbl中药"表创建交叉表查询，统计不同功能类别不同药性的中药数量。

【实现过程】

1. 添加数据源和字段   在查询设计视图中以"Tbl中药"表为数据源，添加表中的功能类别、药性和中药ID字段。

2. 设计交叉表查询

（1）单击"查询工具" > "设计"选项卡 > "查询类型"组 > "交叉表"命令，设计窗格中出现"总计"和"交叉表"行。

（2）"功能类别""药性"和"中药ID"字段的"总计"行分别选择"Group By""Group By"和"计数"。

（3）"功能类别""药性"和"中药ID"字段的"交叉表"行分别选择"行标题""列标题"和"值"。如图3-30。

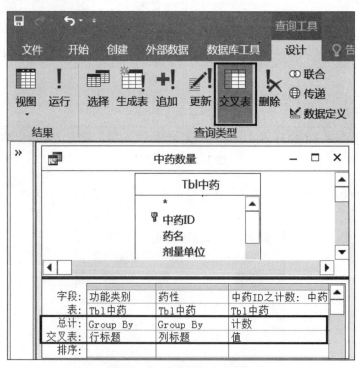

图3-30   设置交叉表查询规则

（4）单击"数据表"视图，显示交叉表统计结果。如图3-31所示。

3. 排除空值   由于本查询的数据源是"Tbl中药"表，有些记录的"功能类别""药性"

NOTE

字段值为空，因此结果的第 1 行和第 1 列为对空值记录的统计。为将相关空值排除，对字段"功能类别"和"药性"字段都加入条件"Is Not Null"，交叉表查询结果如图 3-32 所示。

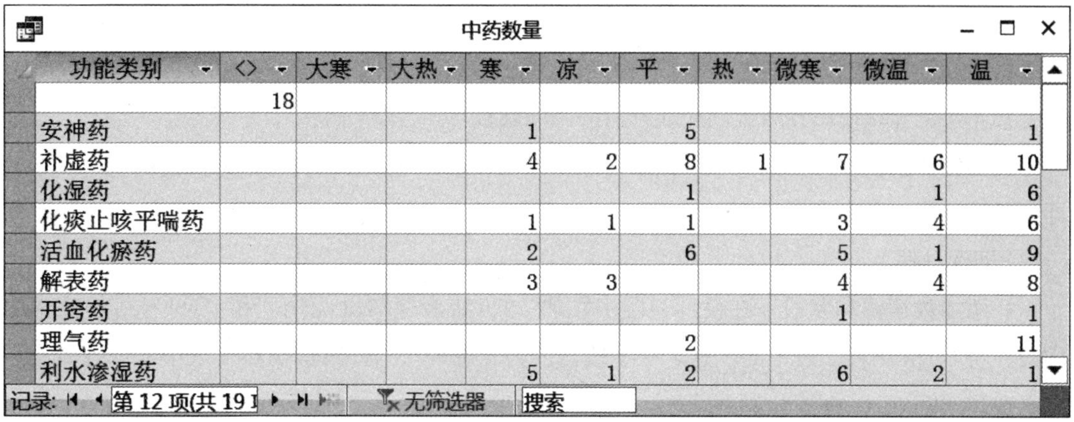

功能类别	<>	大寒	大热	寒	凉	平	热	微寒	微温	温
	18									
安神药				1		5				1
补虚药				4	2	8	1	7	6	10
化湿药						1			1	6
化痰止咳平喘药				1	1	1		3	4	6
活血化瘀药				2		6		5	1	9
解表药				3	3			4	4	8
开窍药									1	1
理气药						2				11
利水渗湿药				5	1	2		6	2	1

记录: ◄ ◄ 第 12 项(共 19 项 ► ►► ►＊   无筛选器   搜索

图 3-31　未加条件的交叉表查询结果

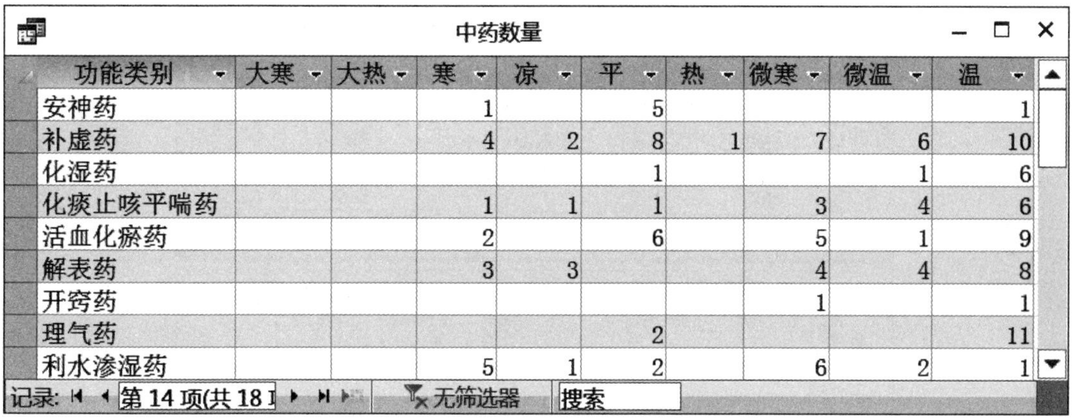

功能类别	大寒	大热	寒	凉	平	热	微寒	微温	温
安神药			1		5				1
补虚药			4	2	8	1	7	6	10
化湿药					1			1	6
化痰止咳平喘药			1	1	1		3	4	6
活血化瘀药			2		6		5	1	9
解表药			3	3			4	4	8
开窍药								1	1
理气药					2				11
利水渗湿药			5	1	2		6	2	1

记录: ◄ ◄ 第 14 项(共 18 项 ► ►► ►＊   无筛选器   搜索

图 3-32　添加条件的交叉表查询结果

【知识点】

1. 交叉表查询　可同时在水平方向和垂直方向对表中数据进行分组，对数据完成聚合运算，这样的结果更紧凑且更容易阅读。

2. 交叉表查询规则

（1）行标题可以有多个，列标题和值都只能有一个。

（2）"总计"行的设置："行标题"至少有一个是 group by，其他可以 group by 或基于聚合运算；"列标题"必须基于 group by；"值"必须基于聚合运算。

【思考与练习】

1. 分组查询与交叉表查询的不同点是什么？

2. 基于"Tbl 医生"表创建交叉表查询，计算不同性别下各种职称的人数。

3. 使用"交叉表查询向导"完成上题，分析其设计视图的组成。

实例 6　查询某位医生的出诊情况——参数查询

【实例说明】

1. 本实例介绍使用参数查询完成灵活的条件设置。

2. 操作要求：设计一个显示医生出诊记录的查询，在打开该查询时询问医生姓名，输入后即可显示该医生的出诊情况。

【实现过程】

1. 添加数据源和字段　在设计视图中添加"Tbl 患者""Tbl 医生"和"Tbl 挂号"表中的字段，将"Tbl 患者"表中的"姓名"字段名改为"患者"，将"Tbl 医生"表中的"姓名"字段名改为"医生"，如图 3-33 所示。

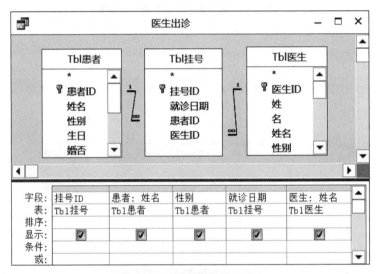

图 3-33　添加数据源和字段

2. 设置参数查询

（1）在"医生：姓名"字段的条件行中填写"[请输入医生姓名：]"，如图 3-34 所示。

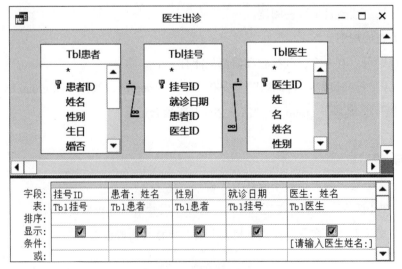

图 3-34　添加参数

（2）单击"数据表视图"命令，将显示参数对话框。在对话框中输入需要查询的医生姓名。如图 3-35 所示。

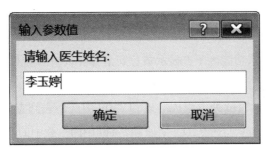

图 3-35　参数对话框

3. 显示参数查询的结果　如图 3-36 所示。

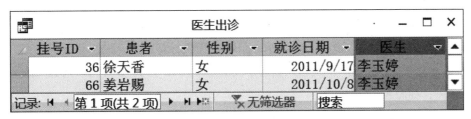

图 3-36　参数查询结果

【知识点】

1. 参数查询是利用对话框来提示用户输入数据的查询。参数相当于变量，需要使用［ ］标识，其内容不能与查询数据源中的字段名相同。参数标识符的方括号与运算符 like 中使用的通配符方括号具有不同的含义。

2. 参数可以单独使用，也可以包含于表达式中。参数可以出现在"条件"行或"字段"行。查询中可以使用一个或多个参数。

【思考与练习】

1. 基于"Tbl 患者"表，创建一个按姓氏浏览患者的参数查询，打开查询时，对话框提示用户"请输入姓氏"，然后即可显示该姓氏的所有患者信息。

2. 若医生的每月收入 = 工资 + 奖金，所有医生的奖金数额相同但每月都会变化。创建查询，在打开该查询时，对话框提示用户"请输入奖金金额"，然后即可显示每位医生的工资和当月收入。

3. 基于"Tbl 患者"表创建参数查询，打开该查询时，先后弹出 2 个对话框提示用户输入日期范围，然后显示该日期范围内出生的所有患者信息。

实例 7　将中药频次查询结果保存为表——
生 成 表 查 询

【实例说明】

1. 本实例通过创建"生成表"查询将数据库查询结果保存为新表。

2. 操作要求：在"第 3 章查询 \1 实例练习 \ 操作查询 – 练习"数据库"Tbl 处方组成"表中，统计每一味药的使用频次，按频次从大到小排序，查询结果保存为新表"单味药频次统计表"。

【实现过程】

1. 打开数据库后，如果功能区下方显示黄色安全警告条，则单击"启用内容"按钮。

2. 添加数据源和字段。

创建一个查询，添加"Tbl 处方组成"表和"Tbl 中药"表到查询中。在查询设计视图中添加"Tbl 处方组成"表中的"中药 ID"字段和"Tbl 中药"表中的"中药 ID""药名"字段。

3. 设计分组统计查询。

（1）单击"查询工具" > "设计"选项卡 > "显示 / 隐藏"组 > "Σ 汇总"命令，设计窗格中出现"总计"行。

（2）将"Tbl 中药"表的"药名""中药 ID"字段和"Tbl 处方组成"表的"中药 ID"字段"总计"项分别设置为"Group By""Group By"和"计数"。

（3）在总计项为"计数"的列输入新的字段名"中药 ID 计数"，并将该列的"排序"项设置为"降序"，如图 3–37 所示。

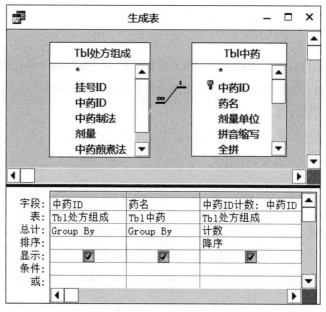

图 3–37　分组计数查询设计

（4）在数据表视图中观察查询结果。此时"Tbl 处方组成"表中药 ID、药名相同的行被合并为一行（Group By 的作用），并计算每一个中药 ID 出现的行数（计数），按计数从大到小的顺序排列。

4. 生成新表。

重新切换到查询设计视图，继续设计生成表查询。

（1）单击"查询工具" > "设计"选项卡 > "查询类型"组 > "生成表"命令，如图 3–38 所示。

（2）在"生成表"对话框中输入新表的名称"单味药频次统计表"，默认将新表保存在当前数据库，如图 3–39 所示。

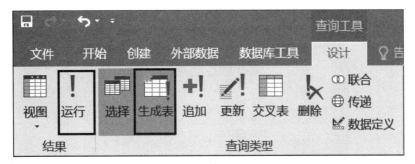

图 3-38　"生成表"命令和"运行"命令

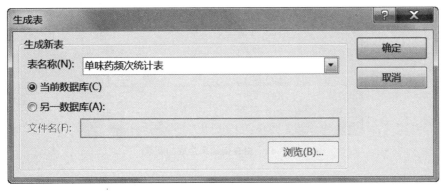

图 3-39　"生成表"对话框

（3）运行查询，生成新表：在查询设计视图中，单击"查询工具">"设计"选项卡>"结果"组>"运行"命令，此时系统显示提示对话框，如图 3-40 所示。单击"是"按钮后，当前数据库中生成新表"单味药频次统计表"。

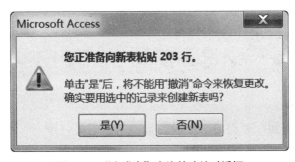

图 3-40　"生成表"查询的确认对话框

打开新生成的"单味药频次统计表"，查看其内容，如图 3-41 所示。

【知识点】

1. 生成表查询是一种操作查询，其运行结果将在数据库中产生一个新表。

2. 运行生成表查询时，将选择查询的结果保存到新表中。如果有同名的表存在，原表将被覆盖。

3. 交叉表查询的结果不能直接保存为新表。若将交叉表查询改为"生成表"查询，运行后将以分组查询结果的形式创建新表。

4. 如果点击"运行"命令后没有新表生成，并在状态栏上显示："操作或事件已被禁用模式阻止"，则应单击功能区下方的黄色安全警告条中的"启用内容"按钮；如果该安全警告条不可见，可单击"文件">"信息">"启用内容"下的"启用所有内容"。

NOTE

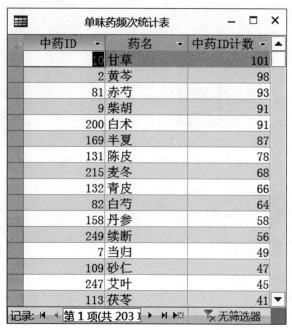

图 3-41　由查询结果生成的新表

【思考与练习】

1. 基于"Tbl 医生"表计算各职称的人数和平均工资，将结果生成新表"工资情况表"。

2. 在交叉表查询的基础上创建"生成表"查询，观察生成的新表，将其与交叉表查询的结果进行比较。如何能生成一个交叉表效果的新表？

实例 8　将新药批量添加到中药表中——追加查询

【实例说明】

1. 本实例通过"追加"查询将一个表的数据追加到另一个表中。

2. 操作要求："第 3 章查询 \1 实例练习 \ 操作查询 – 练习"数据库"新药"表中为新采购的中药，该表只有一个字段"药名"，如图 3-42 所示。请将这些中药追加到"ApdTbl 中药"表中。

【实现过程】

1. 打开数据库后，如果功能区下方显示黄色安全警告条，则单击"启用内容"按钮。

2. 添加数据源。

创建查询，在查询设计视图中添加数据源"新药"表。

3. 设计追加查询。

（1）单击"查询工具">"设计"选项卡 >"查询类型"组 >"追加"命令，创建追加查询，在"追加"对话框中选择被追加的目

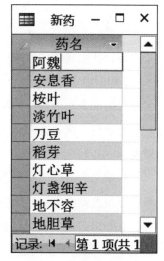

图 3-42　新购入的中药

标表"ApdTbl 中药"，点击"确定"，如图 3-43 所示。

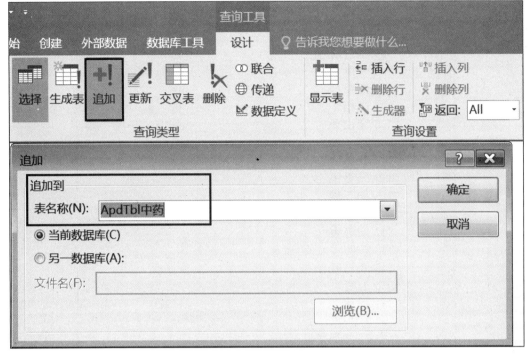

图 3-43　追加查询设计

（2）在设计窗格中"字段"行选择"新药"表的"药名"字段作为源字段，"追加到"项选择"ApdTbl 中药"表的"药名"字段作为目标字段。如图 3-44 所示。

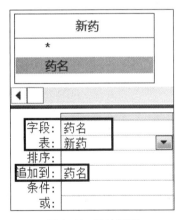

图 3-44　设计视图

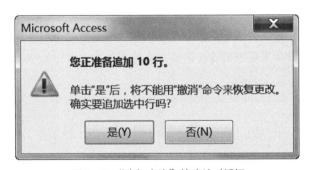

图 3-45　"追加查询"的确认对话框

4. 运行追加查询。

单击"查询工具" > "设计"选项卡 > "结果"组 > "运行"命令，弹出提示对话框，如图 3-45 所示。在提示对话框中点击"是"。

5. 查看追加的结果。

打开"ApdTbl 中药"表，追加记录后的结果如图 3-46 所示。

【知识点】

追加查询是一种操作查询，它从一个或多个数据源中选择记录，并将选中的内容添加到目标表中。

NOTE

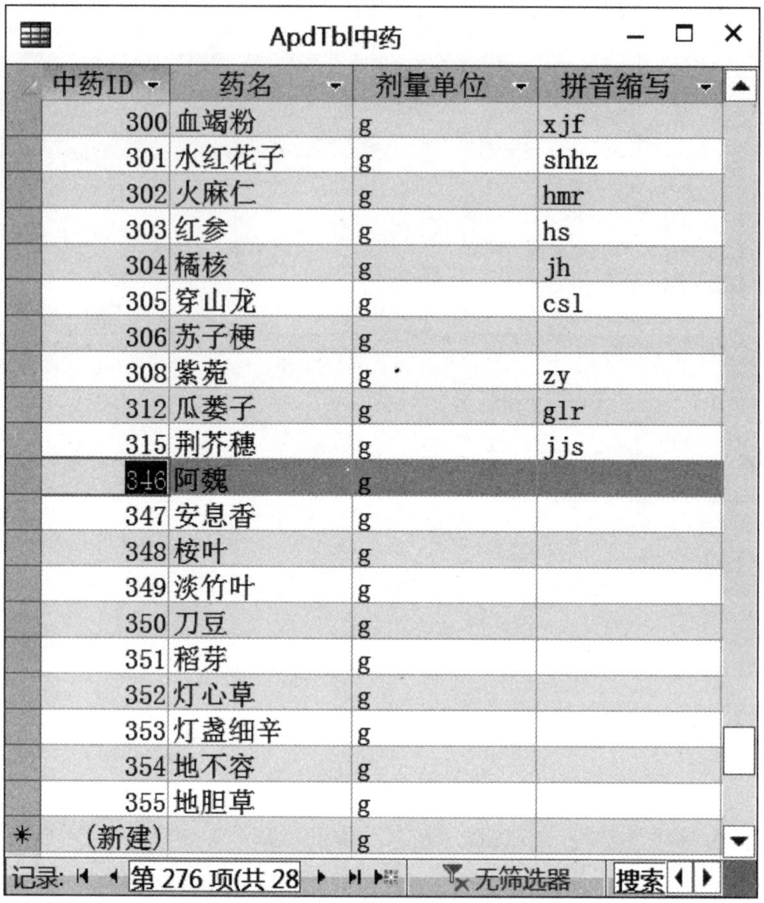

ApdTbl中药

中药ID	药名	剂量单位	拼音缩写
300	血竭粉	g	xjf
301	水红花子	g	shhz
302	火麻仁	g	hmr
303	红参	g	hs
304	橘核	g	jh
305	穿山龙	g	csl
306	苏子梗	g	
308	紫菀	g	zy
312	瓜蒌子	g	glr
315	荆芥穗	g	jjs
346	阿魏	g	
347	安息香	g	
348	桉叶	g	
349	淡竹叶	g	
350	刀豆	g	
351	稻芽	g	
352	灯心草	g	
353	灯盏细辛	g	
354	地不容	g	
355	地胆草	g	
(新建)		g	

记录: 第 276 项(共 28　无筛选器　搜索

图 3-46　追加到“ApdTbl 中药”表中的记录

【思考与练习】

1. 如果目标表设置了主键，而追加的数据与目标表的主键有重复值，追加能否成功?

2. 如果数据来源表比目标表的字段多，多出的字段能否添加到目标表中?

实例 9　删除中药表中部分记录——删除查询

【实例说明】

1. 本实例通过“删除”查询批量删除表中符合条件的记录。

2. 操作要求：删除“第 3 章查询\1 实例练习\操作查询 – 练习”数据库“DelTbl 中药”表中未填“来源种类”字段的记录。

【实现过程】

1. 打开数据库后，如果功能区下方显示黄色安全警告条，则单击“启用内容”按钮。

2. 查看待删除的记录。

打开“DelTbl 中药”表，筛选出“来源种类”字段值为空白的记录。观察结果后，关闭该数据窗口。

NOTE

3. 设计"删除"查询。

（1）创建查询，添加"DelTbl 中药"表。在设计视图中添加字段"来源种类"。

（2）设置删除记录的条件：单击"设计"选项卡 >"查询类型"组 >"删除"命令，设计窗格中出现"删除"行。将"来源种类"字段的"删除"行设置为"Where"；"条件"栏输入"Is Null"。如图 3-47 所示。

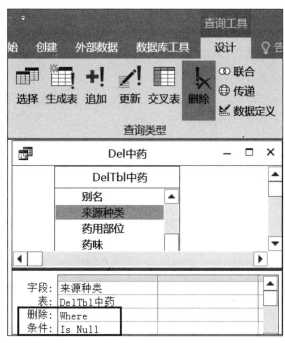

图 3-47　"删除"查询设计

4. 运行删除查询，删除符合条件的记录。

单击"设计"选项卡 >"结果"组 >"运行"命令，系统显示提示对话框，如图 3-48 所示。单击对话框"是"按钮，确认删除"DelTbl 中药"表中满足条件的记录。

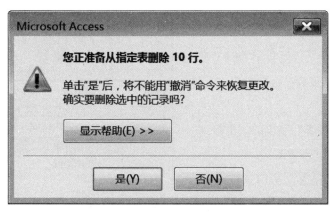

图 3-48　删除查询的确认对话框

5. 打开表"DelTbl 中药"，查看删除记录后的结果。

【知识点】

1. 删除查询是一种操作查询，可对表进行删除记录的操作。通过使用删除查询"删除"行中的"Where"条件来指定所要删除的记录。当删除查询的数据源包含多个表时，使用"删除"行中的"From"项指定被删除记录的表。

2. 删除查询执行删除记录操作时与手动删除记录效果相同,在一对一或一对多的关系类型中,如果选中了"级联删除相关记录",在删除主表记录时,相关表中的关联记录将自动被删除。如果实施了参照完整性但未选中"级联删除相关记录",则无法删除在相关表中有关联记录的主表记录。

【思考与练习】

1. 当删除一个表中符合条件的记录时,另一个表中的相关记录被自动删除。此时两表之间的关系仅仅是实施参照完整性吗?

2. 假设 2011-10-16 尿常规检测仪出现故障,如何将该日诊治项目为"尿常规"的记录删除?

实例 10　批量修改中药表中内容——更新查询

【实例说明】

1. 本实例通过"更新"查询批量修改表中字段的值。

2. 操作要求:在"第 3 章查询 \1 实例练习 \ 操作查询 – 练习"数据库"UpdTbl 中药"表的"来源种类"字段中的类别名后加上"类"字,例如"植物"更新为"植物类","动物"更新为"动物类",该字段内容未填的则不更新。

【实现过程】

1. 打开数据库后,如果功能区下方显示黄色安全警告条,则单击"启用内容"按钮。

2. 设计更新查询。

(1)创建查询,添加"UpdTbl 中药"表作为数据源。

(2)在查询设计视图中添加"来源种类"字段。

(3)单击"设计"选项卡 >"查询类型"组 >"更新"命令,设计窗格中出现"更新到"行。

(4)在"来源种类"字段的"更新到"行输入:[来源种类]+"类"。

(5)在"来源种类"字段的"条件"行输入"Is Not Null",表示只更新非空字段内容,如图 3-49 所示。

3. 运行更新查询。

单击"设计"选项卡 >"结果"组 >"运行"命令,出现提示对话框,如图 3-50 所示。单击"是"按钮以确认更新。

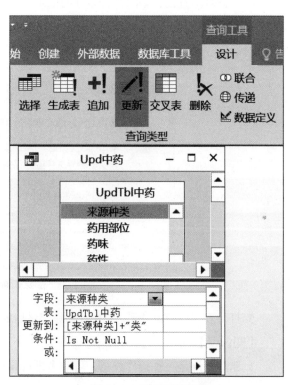

图 3-49　设置更新规则

4.打开"UpdTbl 中药"表，查看更新的结果，如图 3-51 所示。

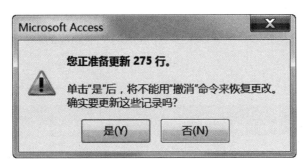

图 3-50　更新查询的确认对话框

中药ID	药名	来源种类	剂量单位
1	龙胆草	植物类	g
2	黄芩	植物类	g
3	栀子	植物类	g
4	泽泻	植物类	g
5	木通	植物类	g
6	车前子	植物类	g
7	当归	植物类	g
8	地黄	植物类	g
9	柴胡	植物类	g
10	甘草	植物类	g

图 3-51　字段值更新后的结果

【知识点】

1.更新查询是一种操作查询，可对表中字段的内容进行有规则的批量更改。其目标值可以是常量，也可以是包含字段名、函数的表达式；可以是可见字符，也可以是空值或空串。

2.Access 有 4 种操作查询，分别是生成表查询、追加查询、删除查询、更新查询。操作查询被运行后将改变表中数据，且操作不可撤销，需谨慎操作。

3.在导航窗格中双击操作查询，可运行该查询；在导航窗格中通过鼠标右键点击操作查询可调出快捷菜单进入设计视图。

【思考与练习】

1.将"Tbl 密码"表中职称为"主任医师"的密码统一更改为"1234"。

2.将"Tbl 医生"表中男医生的工资增加 200 元，女医生增加 300 元。

3.假设以"120"开头的手机号段停用，需清除患者信息中"120"开头的手机号码，应如何操作？使用更新查询还是删除查询？

实例 11　经方数据的规范化处理——操作查询综合应用

【实例说明】

1.本实例通过操作查询对数据进行规范化处理。

2. 操作要求：打开“第 3 章查询\1 实例练习\经方库－练习”数据库，库中只有一个“经方数据”表，数据如图 3–52 所示。这张表中存在较多的数据重复、表达形式不一致等问题。需将数据进行规范化处理，生成如图 3–53 所示的三个规范的表。再建立表间关系，如图 3–54 所示。

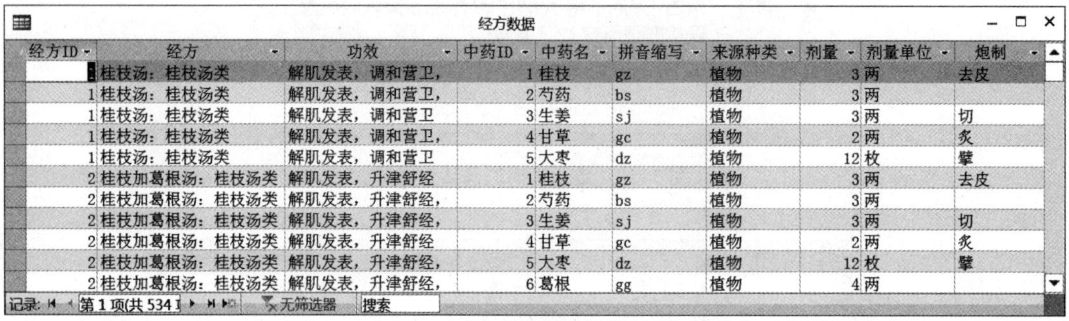

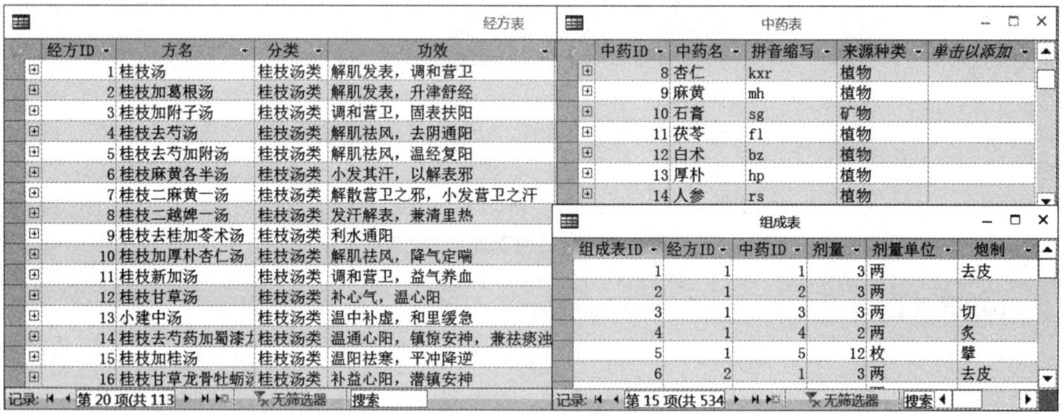

经方数据

经方ID	经方	功效	中药ID	中药名	拼音缩写	来源种类	剂量	剂量单位	炮制
1	桂枝汤：桂枝汤类	解肌发表，调和营卫，	1	桂枝	gz	植物	3	两	去皮
1	桂枝汤：桂枝汤类	解肌发表，调和营卫，	2	芍药	bs	植物	3	两	
1	桂枝汤：桂枝汤类	解肌发表，调和营卫	3	生姜	sj	植物	3	两	切
1	桂枝汤：桂枝汤类	解肌发表，调和营卫，	4	甘草	gc	植物	2	两	炙
1	桂枝汤：桂枝汤类	解肌发表，调和营卫	5	大枣	dz	植物	12	枚	擘
2	桂枝加葛根汤：桂枝汤类	解肌发表，升津舒经	1	桂枝	gz	植物	3	两	去皮
2	桂枝加葛根汤：桂枝汤类	解肌发表，升津舒经，	2	芍药	bs	植物	3	两	
2	桂枝加葛根汤：桂枝汤类	解肌发表，升津舒经，	3	生姜	sj	植物	3	两	切
2	桂枝加葛根汤：桂枝汤类	解肌发表，升津舒经	4	甘草	gc	植物	2	两	炙
2	桂枝加葛根汤：桂枝汤类	解肌发表，升津舒经，	5	大枣	dz	植物	12	枚	擘
2	桂枝加葛根汤：桂枝汤类	解肌发表，升津舒经，	6	葛根	gg	植物	4	两	

记录：第 1 项(共 534 项　无筛选器　搜索

图 3–52　“经方数据”表

经方表

经方ID	方名	分类	功效
1	桂枝汤	桂枝汤类	解肌发表，调和营卫
2	桂枝加葛根汤	桂枝汤类	解肌发表，升津舒经
3	桂枝加附子汤	桂枝汤类	调和营卫，固表扶阳
4	桂枝去芍汤	桂枝汤类	解肌祛风，去阴通阳
5	桂枝去芍加附汤	桂枝汤类	解肌祛风，温经复阳
6	桂枝麻黄各半汤	桂枝汤类	小发其汗，以解表邪
7	桂枝二麻黄一汤	桂枝汤类	解散营卫之邪，小发营卫之汗
8	桂枝二越婢一汤	桂枝汤类	发汗解表，兼清里热
9	桂枝去桂加苓术汤	桂枝汤类	利水通阳
10	桂枝加厚朴杏仁汤	桂枝汤类	解肌祛风，降气定喘
11	桂枝新加汤	桂枝汤类	调和营卫，益气养血
12	桂枝甘草汤	桂枝汤类	补心气，温心阳
13	小建中汤	桂枝汤类	温中补虚，和里缓急
14	桂枝去芍药加蜀漆龙	桂枝汤类	温通心阳，镇惊安神，兼祛痰浊
15	桂枝加桂汤	桂枝汤类	温阳祛寒，平冲降逆
16	桂枝甘草龙骨牡蛎汤	桂枝汤类	补益心阳，潜镇安神

记录：第 20 项(共 113　无筛选器　搜索

中药表

中药ID	中药名	拼音缩写	来源种类	单击以添加
8	杏仁	kxr	植物	
9	麻黄	mh	植物	
10	石膏	sg	矿物	
11	茯苓	fl	植物	
12	白术	bz	植物	
13	厚朴	hp	植物	
14	人参	rs	植物	

组成表

组成表ID	经方ID	中药ID	剂量	剂量单位	炮制
1	1	1	3	两	去皮
2	1	2	3	两	
3	1	3	3	两	切
4	1	4	2	两	炙
5	1	5	12	枚	擘
6	2	1	3	两	去皮

记录：第 15 项(共 534　无筛选器　搜索

图 3–53　生成三个规范的表

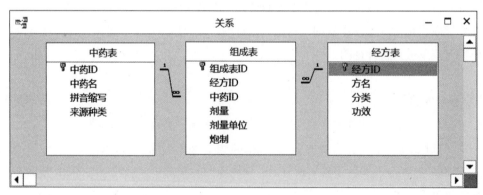

图 3–54　表间关系

【实现过程】

1. 生成“中药表”

“经方数据”表中包含中药数据，但中药重复出现，需要去重；个别经方中不包含中药，应去除查询结果中的空行。

（1）创建选择查询，在设计视图中添加“经方数据”表作为数据源，选择所需的中药 ID、中药名、拼音缩写、来源种类 4 个字段。

NOTE

（2）为"中药 ID"字段设置条件"Is Not Null"。

（3）单击选中"设计"选项卡 > "显示 / 隐藏"组 > "属性表"命令，显示属性表窗口。

（4）先单击设计视图上半部数据源旁的空白区域或下半部的空白列，然后在属性表中将"唯一值"属性选为"是"，表示查询结果中如果有重复记录则只保留一条，如图 3-55 所示。

（5）单击"设计"选项卡 > "查询类型"组 > "生成表"命令，将查询类型改为"生成表"查询，输入新的表名"中药表"。

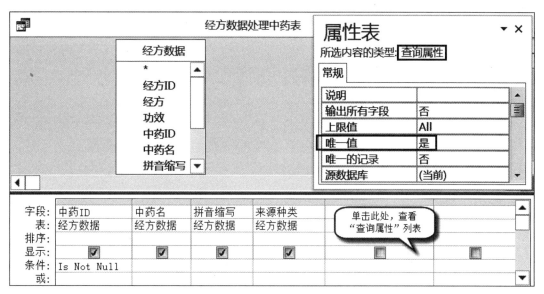

图 3-55 生成"中药表"的查询设计视图

（6）运行上述查询，生成"中药表"。

（7）打开"中药表"，在表的设计视图中设置"中药 ID"字段为主键。

2. 生成"经方表"

（1）新建选择查询，添加"经方数据"表，选择表中的"经方 ID"字段。

（2）新的"经方表"中，"方名"和"分类"两个字段是由"经方数据"表的"经方"字段拆分得到。例如原表中的"乌梅丸：杂方类"，在"经方表"中将被分解为"方名"字段的"乌梅丸"和"分类"字段的"杂方类"。

"经方数据"表的"经方"字段中，方名与分类之间均用中文冒号隔开，故"经方表"中的字段"方名"的值可以使用如下表达式得到：

　方名：Left([经方],InStr([经方],"：")–1)

InStr 函数找出"经方"字段中冒号的位置，Left 函数从"经方"字段左侧开始截取字符串至冒号的前一字符为止。

"经方表"中的"分类"字段使用如下表达式可以得到：

　分类：Mid([经方],InStr([经方],"：")+1)

（3）"经方数据"表的"功效"字段有些末尾有逗号，需删除。

因原表中已有"功效"字段，计算字段不可再使用"功效"字段名，先暂时命名为"效用"，生成"经方表"后，在表的设计视图中再修改字段名为"功效"。

去除末尾的中文逗号可通过如下表达式完成：

效用 : IIf(Right([功效],1)<>",",[功效],Left([功效],Len([功效])-1))

该表达式用 IIF 函数嵌套 Right、Left 和 Len 函数。首先用 Right 函数取出"功效"字段最右侧的一个字符，判断该字符是否不为逗号；如果条件成立，说明最右侧字符不是逗号，则取完整的"功效"字段值；如果条件不成立，则 Left 函数从"功效"左侧截取字符串，长度比原字符串少一位。

（4）该表中也同样有查询结果记录重复的问题，需要设置查询"唯一值"属性为"是"。

（5）将查询改为"生成表"查询，生成"经方表"，如图 3-56 所示。

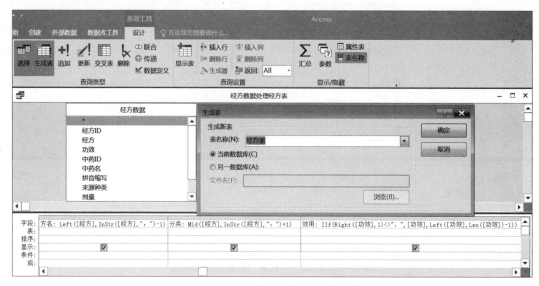

图 3-56 生成"经方表"的查询设计

（6）在"经方表"的设计视图中将"经方 ID"字段设置为主键，"效用"字段名改为"功效"。

3. 生成"组成表"

（1）新建"生成表"查询，选定"经方数据"表中经方 ID、中药 ID、剂量、剂量单位、炮制 5 个字段，生成"组成表"，如图 3-57 所示。

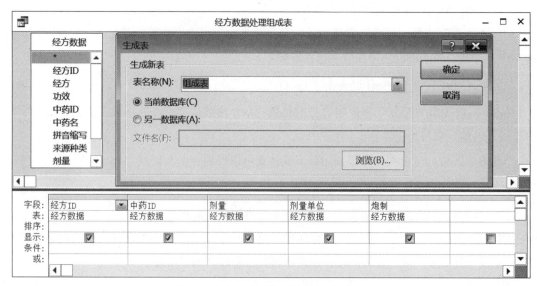

图 3-57 生成"组成表"查询设计视图

（2）在"组成表"的设计视图中添加"组成表 ID"字段，数据类型为自动编号，并将其设置为主键。

4.建立表间关系　建立三个表之间的关系，中药表与组成表、经方表与组成表之间通过共有字段，建立一对多的联系，并实施参照完整性。

【知识点】

1."唯一值"属性　当查询的结果有重复记录时，可将查询的"唯一值"属性设置为"是"，则查询的结果中原有的重复记录仅保留一条。

2."上限值"属性　"上限值"是指对排序后的查询结果中只取前若干个记录。可以指定记录数，也可以指定百分比。可在查询"属性表"窗口中设置该属性。

【思考与练习】

1. 去除重复记录的功能，能否通过分组查询的方式实现？
2. 实例中删除功效字段末尾的中文逗号，能否使用"替换"命令？

实例 12　SQL 结构化查询语言——Select 语句用法

【实例说明】

1. 本实例介绍 SQL 结构化查询语言中的 select 语句。

2. 操作要求：将"第 3 章查询 \1 实例练习 \ 中医门诊 – 练习"数据库"Tbl 中药"表中"药味"含有"苦"字的中药，按"功能类别"分组，显示包含中药数量超过 3 个的"功能类别"及其包含的中药的数量，并按数量降序排列。

【实现过程】

1.使用设计视图创建查询　如图 3–58 所示。

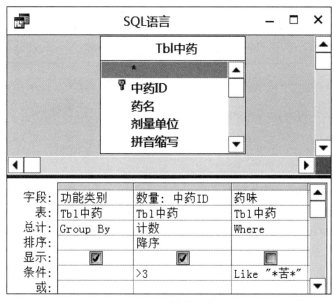

图 3–58　设计分组查询

2. 查询的 SQL 视图 单击"设计"选项卡 >"结果"组 >"视图">"SQL 视图"命令，出现该查询的 SQL 视图，如图 3-59 所示。

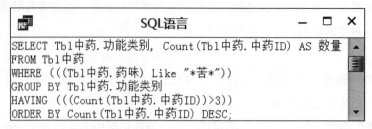

图 3-59   SQL 视图

【知识点】

1. SQL 简介 SQL（Structured Query Language，结构化查询语言）是在数据库领域中应用最广泛的数据库查询语言。SQL 语言是一种一体化语言，它包括了数据定义、数据查询、数据操作和数据控制等方面的功能，可以完成数据库活动中的全部工作。SQL 语言不区分大小写。

2. 选择查询 SQL 语句基本格式

select［all|distinct|TOP n］*| 字段［as 新字段名］| 表达式［as 新字段名］,… from 表 1［，表 2］…［where 条件表达式］［group by 字段名 | 表达式］［having 条件表达式］［order by 字段名［asc|desc］］

关键字含义见下表。

表 3-12   关键字说明

关键字	说明
select	指定要显示的字段列表。all：显示所有满足条件的记录；distinct：去重，重复记录只显示一条；top n：上限值；as：字段重命名
from	指定作为数据源的表、查询或 SQL 语句
where	筛选符合条件的记录
group by	指定分组的字段或表达式
having	对分组及分组计算的结果指定条件
order by	指定排序的字段，asc：升序；desc：降序；asc 为默认值

例如，显示职称英语考试成绩 80 分以上的医生的姓名和成绩。使用 select 语句为：

select 姓名 , 职称英语成绩 from Tbl 医生 where 职称英语成绩 >80;

【思考与练习】

1. 当 from 子句后有多个表时，如何表示某个字段属于哪个表？

2. 用 SQL 语句计算"Tbl 医生"表中男医生的人数。

3. 查看前面实例中选择查询和操作查询对应的 SQL 语句。

【扩展资料】

1. UPDATE 语句 语句格式：

update table set 字段名 = 表达式 where 条件表达式；

表 3–13 语句说明

部分	说明
table	表名，其中包含要修改的数据
字段名 = 表达式	用表达式的值更新指定字段中的值
条件表达式	只更新满足条件表达式的记录

2.DELETE 语句 语句格式：

delete from table where 条件表达式；

表 3–14 语句说明

部分	说明
table	从中删除记录的表的名称
条件表达式	用于确定要删除哪些记录

3. INSERT 语句 语句格式：

insert into table [（字段 1 [，字段 2］…）] values（表达式 1 [，表达式 2］…）；

表 3–15 语句说明

部分	说明
table	要追加记录的表的名称
字段 1、字段 2	向其中追加数据的字段的名称
表达式 1、表达式 2	要插入的新记录特定字段中的值。每个值将插入到与该值在字段列表中的位置相对应的字段内：表达式 1 的值将插入到新记录的字段 1 中，表达式 2 的值将插入到字段 2 中

实例 13 合并医生和患者的名单——联合查询

【实例说明】

1. 本实例介绍联合查询的用法。

2. 操作要求：获得全部医生和患者的联系方式。医生的信息在"Tbl 医生"表中，患者的信息在"Tbl 患者"表中。现将两个表的姓名、手机及人员类别信息合并展示。显示结果如图 3-60 所示。

【实现过程】

1. 打开 SQL 视图 选择"创建"选项卡 > "查询"组 > "查询设计"命令，关闭"显示表"对话框，选择"设计"选项卡 > "查询类型"组 > "联合"命令。如图 3-61 所示。

姓名	类别	手机
李海军	医生	12315920934
李玉婷	医生	12896902367
陆宇强	医生	12382539488
欧阳玉秀	医生	12476996977
司马晓兰	医生	12409904886
王光正	医生	12623018657
颜正英	医生	12800835819
赵蕊	医生	12565920308
陈金英	患者	
陈梓文	患者	12184655153
姜海强	患者	12417888487
姜岩赐	患者	12331867371

图 3-60 联合查询结果

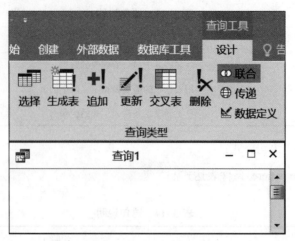

图 3-61   进入 SQL 视图

2. 输入联合查询语句

select 姓名，" 医生 " as 类别，手机 from Tbl 医生

union

select 姓名，" 患者 " as 类别，手机 from Tbl 患者

order by 类别 desc，姓名；

3. 显示联合查询结果   与选择查询相同，切换到数据表视图即可查看。

【知识点】

1. 联合查询可将字段数目相同的多个记录集合并，每两个 select 语句之间使用一个 union 命令，其语法格式为：

select 字段列表 from 表 1

union［all］

select 字段列表 from 表 2

union［all］

select 字段列表 from 表 3

2. 关键字含义：见下表。

表 3-16   关键字说明

关键字	说明
union	当联合查询结果中有重复记录时，重复记录只显示一条
union all	当联合查询结果中有重复记录时，显示重复记录

【思考与练习】

1. 字段属性不同，能否用联合查询语句联合为一列？

2. 当两个记录集中对应字段的名称不同时，联合查询的结果集的字段名称是什么？

实例 14 查看处方中没有使用的中药——子查询

【实例说明】

1. 本实例介绍子查询及其使用。

2. 操作要求："中医门诊 – 练习"数据库的"Tbl 中药"表记录了所有可用的中药,现要查看有哪些中药从未被医生在处方中使用过。

【实现过程】

1. 查询在"Tbl 处方组成"表中使用了哪些中药 ID 因不同处方中有相同药物,故中药 ID 有重复值,使用 distinct 去除重复值,语句为:

select distinct 中药 id from Tbl 处方组成

2. 查找"Tbl 中药"表中没有在"Tbl 处方组成"表中使用过的中药 在查询设计视图中添加"Tbl 中药"表的"药名"和"中药 ID"字段,在"中药 ID"字段的条件行中输入"Not In (select distinct 中药 ID from Tbl 处方组成)",如图 3-62 所示。

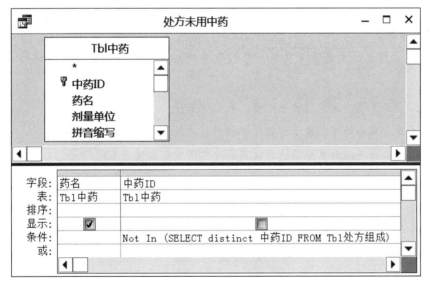

图 3-62 子查询作为条件

查询对应的 SQL 语句为:

select 药名 from Tbl 中药

where 中药 id not in(select distinct 中药 id from Tbl 处方组成)

【知识点】

1. 子查询是查询中存在的另一个查询,含有子查询的查询是嵌套结构。

2. 子查询的 SQL 语句必须用小括号括起来。

3. 查询的类型见下表。

表 3–17　查询类型

查询类型	说明
选择查询	根据指定的查询准则，从一个或多个表中获取数据并显示结果，其对应的 SQL 语句以 SELECT 开头
交叉表查询	同时在水平方向和垂直方向对表中数据进行分组，形成查询的行与列，并对表中数据完成聚合运算
操作查询	在查询运行后可改变表中数据的查询，包括生成表查询、删除查询、更新查询、追加查询
SQL 特定查询	只能使用 SQL 语句创建的查询，如联合查询

4. "查找重复项查询向导"的功能是查找表中单个或多个字段组合中有重复值的记录。"查找重复项查询"的设计思路为对包含重复值的字段或字段组合分组并计数，计数结果大于 1 即为重复项，再通过 in 子查询显示所有重复项的记录内容。例如，查找重名的医生，查询的 SQL 语句如下：

```
select 姓名, 医生 id, 性别, 职称
from Tbl 医生
where [姓名] in (select [姓名] from [Tbl 医生] group by [姓名] having count(*)>1);
```

【思考与练习】

1. 显示没有开具处方的挂号信息，显示结果包括挂号 ID、患者姓名、就诊日期和医生姓名。

2. 显示工资高于平均工资的医生姓名、职称和工资。

3. 查找不含甘草的处方，显示这些处方所对应的挂号 ID。

4. 查找同时包含天麻和夏枯草这两味药的处方所对应的挂号 ID。

实例 15　显示处方未使用的中药——查询中的连接类型

【实例说明】

1. 本实例介绍查询中的内连接和外连接的用法。

2. 操作要求：之前的实例中介绍了使用子查询查找"Tbl 中药"表中哪些中药未被医生在处方中使用。本实例将在查询中使用外连接的方法完成上述查找。

【实现过程】

1. 添加数据源　在查询的设计视图中添加数据源"Tbl 中药"和"Tbl 处方组成"表，系统会依据已建立的表间关系在两个数据源的共有字段"中药 ID"之间用"一对多"的连接线连接起来，如图 3-63 所示。

2. 改变连接类型

（1）鼠标指针指向连接线，单击鼠标右键，选择"联接属性"，如图 3-64 所示。

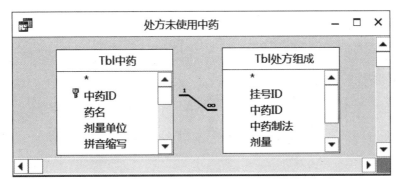

图 3-63　添加两个数据源

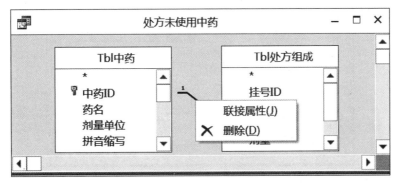

图 3-64　启动连接类型设置

（2）在"联接属性"对话框中，左表为"Tbl 中药"，右表为"Tbl 处方组成"。选择选项"2"，将显示左表"Tbl 中药"的所有记录和右表"Tbl 处方组成"中联接字段相等的记录，如图 3-65 所示。

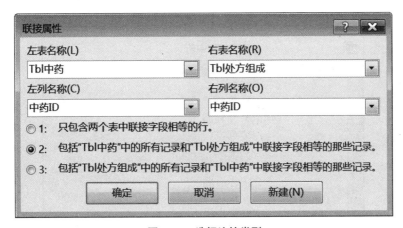

图 3-65　选择连接类型

（3）连接线的箭头由"Tbl 中药"表指向"Tbl 处方组成"表，如图 3-66 所示。

3. 进行不匹配项查询　在设计窗格下半部添加字段："Tbl 中药"表的中药 ID、药名；"Tbl 处方组成"表的中药 ID。在"Tbl 处方组成"表的"中药 ID"字段中添加条件"is null"，用来筛选只存在于"Tbl 中药"表而不存在于"Tbl 处方组成"表的中药。如图 3-67 所示。

4. 查询结果　查询结果中的中药就是在处方中未被使用的中药，如图 3-68 所示。

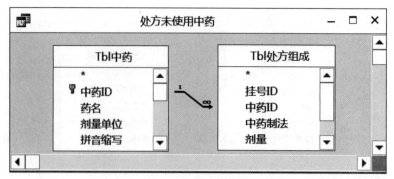

图 3-66　显示连接类型

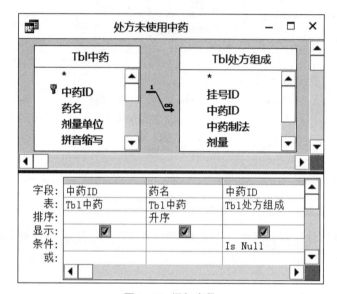

图 3-67　添加字段

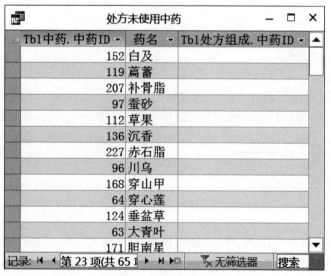

图 3-68　查询结果

【知识点】

各连接类型的功能和语法见下表。

表 3-18 连接类型

名称		说明
内连接		在 from 子句中使用 inner join 连接两个数据源，在查询结果中只显示两个数据源中连接字段相等的记录，SQL 语法如下： select 字段列表 from 表 1 inner join 表 2 on 表 1. 共有字段 = 表 2. 共有字段
外连接	左连接	在 from 子句中使用 left join 连接两个数据源，在结果中显示 left join 左边数据源的所有记录和右边数据源中连接字段相等的记录，SQL 语法如下： select 字段列表 from 表 1 left join 表 2 on 表 1. 共有字段 = 表 2. 共有字段
	右连接	在 from 子句中使用 right join 连接两个数据源，在结果中显示 right join 右边数据源的所有记录和左边数据源中连接字段相等的记录 select 字段列表 from 表 1 right join 表 2 on 表 1. 共有字段 = 表 2. 共有字段

【思考与练习】

1. 基于连接的方法，查找不含甘草的处方，显示这些处方所对应的挂号 ID。

2. 基于连接的方法，查找同时包含天麻和夏枯草这两味药的处方所对应的挂号 ID。

3. 使用"查询向导"命令对话框中的"查找不匹配项查询向导"，查找但未开处方的挂号记录，并分析该向导实现的机理。

实例 16 药对配伍分析——查询的高级应用

【实例说明】

1. 本实例介绍通过选择查询完成药对关联分析方法。药对又称对药，是临床用药中相对固定的两味药物的配伍形式，在方剂配伍中能起到相辅相成的作用。通过药对的研究，有利于进一步理解方剂的配伍规律，提高组方水平和临床用药的准确性及有效性。

2. 操作要求：基于"Tbl 处方组成"表，对处方库中"药对"进行关联分析，判断药对项集的相关性（用重要性 Importance 表示）。将出现概率大于 40% 的药对按"重要性"降序排列，如图 3-69 所示。

药A	药B	药对频次	药对出现概率	药对重要性
陈皮	青皮	66	54.10%	1.56
青皮	半夏	59	48.36%	1.25
陈皮	半夏	69	56.56%	1.24
赤芍	白芍	61	50.00%	1.24
柴胡	白芍	58	47.54%	1.20
柴胡	续断	50	40.98%	1.18
赤芍	续断	51	41.80%	1.18
柴胡	青皮	58	47.54%	1.17
赤芍	青皮	58	47.54%	1.14
黄芩	柴胡	85	69.67%	1.14
半夏	麦冬	56	45.90%	1.14
白术	麦冬	58	47.54%	1.13

qry药对相关性　　记录: 第 17 项(共 46 项)　无筛选器　搜索

图 3-69 药对重要性展示

【实现过程】

1. 生成处方内药对项集　项集：即项的集合。例如，药对 { 黄芩，白术 } 即是一个项集。项集大小是指项的个数，对于项集 { 白术，茯苓，甘草 }，它的大小就是 3。

创建"qry 药对"查询，在查询设计视图中将"Tbl 处方组成"表作为数据源添加 2 次，分别选中这 2 个表并在对应的"属性表"窗口中将它们分别命名别名为"A"和"B"。将 A 表、B 表通过"挂号 ID"字段进行连接，如图 3-70 所示。

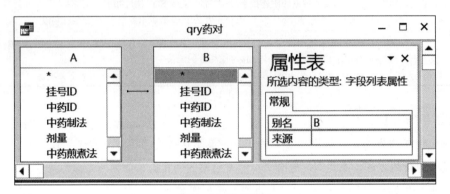

图 3-70　建立别名

应创建同一处方中的中药 1 与中药 2、中药 1 与中药 3、中药 2 与中药 3 等两两组合；去除自身的组合，如中药 1 与中药 1、中药 2 与中药 2 等；中药 1 与中药 2、中药 2 与中药 1 重复组合中只保留其一。通过对 A 表的"中药 ID"字段添加条件"<[B]![中药 ID]"即可实现，如图 3-71 所示。

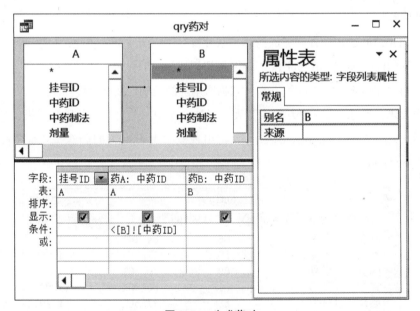

图 3-71　生成药对

在下面的计算过程中，将以项集 {A,B} 的形式表示药对，A 和 B 均指单味中药。

2. 频次计算

（1）计算所有处方数量　创建查询"qry 处方数"，在 SQL 视图中建立嵌套查询：

```
select  count( 挂号 id) as  处方数量
from (select distinct 挂号 id  from Tbl 处方组成 ) as tmp
```

FROM 后面的子查询将"Tbl 处方组成"表中的挂号 ID 去重;主查询对去重后的挂号 ID 计数,以统计处方数量。

(2)计算单味药的使用频次 基于"Tbl 处方组成"表创建查询"qry 单味药频次",计算单味中药在所有处方中出现的次数。将计数结果字段重命名为"单味药频次",并降序排列,如图 3-72 所示。

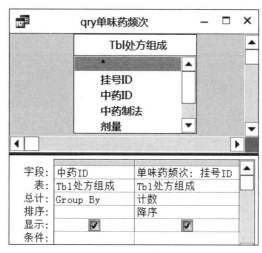

图 3-72 单味药频次

(3)计算药对频次 基于"qry 药对"查询,创建"qry 药对频次"查询,对组成药对的 2 个"中药 ID"字段进行分组,对"挂号 ID"字段进行计数,并降序排列,如图 3-73 所示。

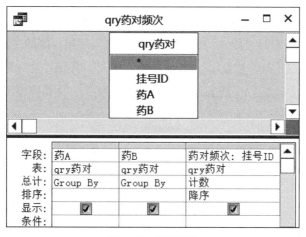

图 3-73 药对频次

(4)将药对及其组成的单味药的频次合并 基于"qry 药对频次"查询和"qry 单味药频次"查询,创建"qry 频次"查询。

在查询设计视图中将"qry 单味药频次"查询作为数据源添加 2 次,分别选中这 2 个查询并在对应的"属性表"窗口中将它们的别名分别命名为"C"和"D"。

将 C 表的"中药 ID"与"qry 药对频次"的"药 A"字段连接,将 D 表的"中药 ID"与"qry 药对频次"的"药 B"字段连接,在查询设计视图下半部添加"qry 药对频次"查询中的"药 A""药 B""药对频次"字段;添加 C 和 D 的"单味药频次"字段,并分别重命名为"药 A 频次""药 B 频次"。如图 3-74 所示。

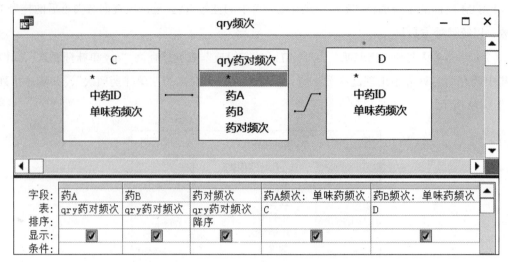

图 3-74　单味药和药对频次

3. 计算药对重要性（Importance）　对于药对项集 {A,B}，其重要性的计算公式是：

$$\text{Importance}\{A,B\} = \frac{\{A,B\}概率}{\{A\}概率 \times \{B\}概率} = \frac{\dfrac{\{A,B\}频次}{处方数量}}{\dfrac{\{A\}频次}{处方数量} \times \dfrac{\{B\}频次}{处方数量}}$$

$$= \frac{\{A,B\}频次 \times 处方数量}{\{A\}频次 \times \{B\}频次}$$

　　创建"qry 药对相关性"查询，在查询设计视图中将查询"qry 处方数""qry 频次"作为数据源，添加"qry 频次"中的"药 A""药 B""药对频次"字段；添加"药对出现概率"字段，表达式为：[药对频次]/[处方数量]，并设置条件">0.4"；添加"药对重要性"字段，表达式为：[药对频次]*[处方数量]/（[药 A 频次]*[药 B 频次]），并做降序排列。如图 3-75 所示。

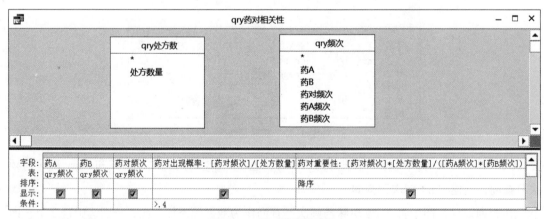

图 3-75　药对重要性计算

【知识点】

　　1. 关联分析，是数据挖掘技术中的一种，其任务是找出频繁项集和关联规则。

　　2. 项集重要性指标：对于项集 {A,B}，重要性为 1，则 A,B 是独立的，二者没有关联；重要性小于 1，则 A,B 负相关；重要性大于 1，则 A,B 正相关。

3. 如果一个查询包含两个或以上的记录源，记录源之间既无连接也未设置筛选条件，则结果集的记录数为所有记录源记录数的乘积。

【思考与练习】

1. 在实例中计算处方数量时使用了"Tbl 处方组成"表，能否使用"Tbl 挂号"表对"挂号 ID"字段进行计数？

2. 在实例操作中，能否通过对 A 表的"中药 ID"字段添加条件"<［B］!［中药 ID］"去除无效组合，将条件表达式改为"＞［B］!［中药 ID］"？

【扩展资料】

1. 基本术语

关系：数据库中的二维表也称作关系，例如，"中医门诊"数据库中的"Tbl 医生"表也可称作"Tbl 医生"关系。表间联系也称作表间关系，这两个"关系"含义不同。

元组：关系中的行，对应于数据表中的记录。

属性：关系中的列，对应于数据表中的字段。

2. 传统的集合运算

（1）差　有两个相同结构的关系 R 和 S，R 与 S 的差是由属于 R 但不属于 S 的元组组成的集合。

例如，R 为全部患者集合，S 为挂"李玉婷"医生号的患者集合，求未挂"李玉婷"医生号的患者，应当进行差运算。Not in 子查询和外连接可以完成差运算。

（2）并　有两个相同结构的关系 R 和 S，R 与 S 的并是由属于 R 与属于 S 的元组组成的集合。

例如，医生关系为 R，患者关系为 S，将患者信息与医生信息合并，应当进行并运算。联合查询可完成并运算。

（3）交　有两个相同结构的关系 R 和 S，R 与 S 的交是由既属于 R 又属于 S 的元组组成的集合。

例如，挂"王光正"医生号的患者关系为 R，挂"陆宇强"医生号的患者关系为 S，求既挂过"王光正"医生号，又挂过"陆宇强"医生号的患者，应当进行交运算。in 子查询和内连接可以完成交运算。

3. 专门的关系运算

（1）选择　从关系中找出满足给定条件的元组，就是对记录的筛选。例如，从医生表中找出"主任医师"所进行的操作就属于选择运算。

（2）投影　从关系中指定若干属性组成新的关系，就是对字段的抽取。例如，从患者表中查询患者"姓名""性别"和"既往病史"，就属于投影运算。

（3）联接　将两个关系拼接成新的关系，新关系中包含满足联接条件的元组。例如，为了在一个关系中显示患者姓名、性别、就诊日期、出诊医生 ID，就需将"Tbl 患者"表、"Tbl 挂号"表联接起来。

4. 关联分析术语

（1）关联规则　由频繁项集产生。例如：规则"黄芩 ➔ 白术"，是指使用了"黄芩"的处方同时又使用了"白术"。如果该规则有效程度较高，那么用药时，用了黄芩就可以考虑加白术。需要注意的是，"黄芩 → 白术"和"白术 → 黄芩"是两个不同的规则。

（2）支持度（Support） 是项集出现的事件数。例如：在所有处方记录中，有 20 个处方同时用了"黄芩"和"白术"，则 Support{ 黄芩 , 白术 } 的值为 20。

（3）概率（Probability） 用于度量项集和规则。计算公式如下：

项集 {A,B} 的概率 Probability{A,B}=Support{A,B}/ 总事件数

对于规则 (A→B) 的概率，计算方法是：

Probability(A→B)=Support{A,B}/Support{A}

概率越高，项集或规则的可信程度越大。

（4）规则重要性 与项集重要性不同，对于规则重要性，其值为 0，则 A,B 没有关联；其值小于 0，则出现 A 时，B 同时出现的概率比较小；其值大于 0，则出现 A 时，B 同时出现的概率比较大。

计算公式为：

Importance(A→B)=log(Probability(A→B)/Probability(not A→B))

其中，Probability(not A→B) 表示在所有事件中，没有 A 但是有 B 的概率。

Probability(not A→B)=Support{not A,B}/Support{not A}

习　题

一、单选题

1. 显示查询结果的途径是（　　）。

 A. 设计视图　　　　　B. SQL 视图　　　　　C. 数据表视图　　　　D. 以上都不是

2. Access 查询准则中可以使用的运算符是（　　）。

 A. 比较运算符　　　B. 逻辑运算符　　　　C. 算术运算符　　　D. 以上都可以

3. 某数据表中有一个工作时间字段，查找 1992 年参加工作的职工的条件是（　　）。

 A. Between #1992-01 -01# And #1992 -12 -31#

 B. Between "1992-01 -01" And "1992 -12 -31"

 C. Between "1992.01 .01" And "1992 . 12 . 31"

 D. #1992.01 .01# - #1992 . 12 . 31#

4. 在查询设计视图的条件行中，年龄在 18~20 岁之间的条件可以设置为（　　）。

 A. >=18 Or <21　　　B. >=18 And <21　　　C. >18 Not <21　　　D. > 18 Like <21

5. 数据表中有一个"地址"字段，查找地址最后两个字为"8 号"的记录，应该使用的查询准则是（　　）。

 A. Right(［地址 ］,2)="8 号 "　　　　　　B. Right(［地址 ］,4)="8 号 "

 C. Left(［地址 ］,2)="8 号 "　　　　　　D. Right(" 地址 ",2)="8 号 "

6. 在创建交叉表查询时，最少需要指定（　　）个字段。

    A. 1　　　　　　　　B. 2　　　　　　　　C. 3　　　　　　　　D. 4

7. 学生表中有学生姓名、性别、班级、成绩等数据，若想统计各个班各个分数段的人数，最好的查询方式是（　　）。

    A. 联合查询　　　　B. 交叉表查询　　　　C. 参数查询　　　　D. 操作查询

8. 在查询运行时，要求用户输入信息，并按照信息完成查询，该查询是（　　）。

    A. 操作查询　　　　B. 参数查询　　　　C. 追加查询　　　　D. 以上都不是

9. 执行时能够对表中数据进行改变的查询是（　　）。

    A. 选择查询　　　　B. 交叉表查询　　　　C. 操作查询　　　　D. 联合查询

10. 可以对某个字段中数据进行批量修改的查询是（　　）。

    A. 删除查询　　　　B. 更新查询　　　　C. 追加查询　　　　D. 生成表查询

11. 若需要将长期停开的课程从"Tbl 课程"表中删除，应使用（　　）。

    A. 生成表查询　　　　B. 更新查询　　　　C. 删除查询　　　　D. 追加查询

12. 若要将"Tbl 成绩"表中未填入成绩的记录全部填上 0 分，应使用（　　）。

    A. 生成表查询　　　　B. 更新查询　　　　C. 删除查询　　　　D. 追加查询

13. 关于删除查询，下面叙述正确的是（　　）。

    A. 每次操作只能删除一条记录

    B. 每次只能从一个表中删除记录

    C. 要恢复被删除的记录，应使用"撤销"命令

    D. 可根据设置的条件，一次删除多条记录

14. 要找出"Tbl 成绩"表中成绩在 90 分以上的记录，将结果保存为一个新表，适合的查询是（　　）。

    A. 删除查询　　　　B. 生成表查询　　　　C. 追加查询　　　　D. 更新查询

15. 要将表 A 的记录复制到表 B 中，保留表 B 原有的记录，可以使用的查询是（　　）。

    A. 删除查询　　　　B. 生成表查询　　　　C. 追加查询　　　　D. 更新查询

16. 要将一个表中符合条件的多条记录的某一字段原有内容清除，可使用（　　）。

    A. 删除查询　　　　B. 生成表查询　　　　C. 追加查询　　　　D. 更新查询

17. 正确的 select 语句是（　　）。

    A. select * from " 教师表 " where ="男 "

    B. select * from " 教师表 " where 性别 ="男 "

    C. select * from 教师表 where 性别 = 男

    D. select * from 教师表 where 性别 =" 男 "

18. 合法的 where 表达式是（　　）。

    A. " 教师编号 " between 100000 And 200000

    B.［性别］=" 男 " or 城市 in(" 北京 "," 上海 ")

    C.［基本工资］>=1000［基本工资］< =10000

    D.［性别］Like " 男 " or is null

19. SQL 语句能够创建（   ）。

    A. 更新查询   B. 追加查询   C. 选择查询   D. 以上各类查询

20. 关于联合查询，正确的是（   ）。

    A. 联合查询可以将字段数目不等的多个记录集合并

    B. 联合查询可以将字段数目相同的多个记录集合并

    C. 联合查询即交叉表查询

    D. 联合查询可以将任何不同的表合并

21. 当联合查询的查询结果有重复记录时，如需显示重复记录，则使用（   ）关键字。

    A. union all   B. distinct   C. order by   D. union repeat

22. 联合查询将得到两个记录集的（   ）。

    A. 交集   B. 并集   C. 补集   D. 空集

23. Access 支持的查询类型有（   ）。

    A. 选择查询、交叉表查询、SQL 特定查询和操作查询

    B. 基本查询、选择查询、SQL 特定查询和操作查询

    C. 多表查询、单表查询、交叉表查询、参数查询、操作查询

    D. 选择查询、统计查询、参数查询、SQL 特定查询和操作查询

24. 只能使用 SQL 语句创建的查询是（   ）。

    A. 更新查询   B. 联合查询   C. 删除查询   D. 选择查询

25. 下列关于子查询的说法正确的是（   ）。

    A. 子查询的 SQL 语句通过 and 关键字与主查询连接

    B. 子查询的 SQL 语句必须用方括号括起来

    C. 子查询的 SQL 语句必须用小括号括起来

    D. 子查询与主查询的数据源不能相同

26. 如果查询的数据源是用连接线连接的 2 个表，双击两个表之间的连接线，会出现（   ）。

    A. 数据表分析向导   B. 联接属性对话框

    C. 数据关系窗口   D. 参照完整性对话框

27. 对于项集 {A,B}，该项集的大小为（   ）。

    A. A+B   B. 2   C. A,B   D. A∪B

28. 对于某项集 {A,B}，其重要性的计算结果为 0.85，说明（   ）。

    A. A 与 B 之间为负相关   B. A 与 B 之间为正相关

    C. A−B=0.85   D. A/B=0.85

二、填空题

1. 查询的数据源包括（   ）和（   ）对象。

2. 创建联合查询时，（   ）连接 2 个 Select 语句。

3. 函数 mid(" 北京中医药大学 ",3,3) 的返回值是（   ）。

4. 学生表中有"生日"字段，想要计算年龄，计算表达式是（   ）。

5. 在"Tbl 医生"表中，若要获取最高工资，则需要使用的函数是（   ）。

6. 返回数字型字段平均值的函数是（　　）。

7. 参数查询中，用（　　）将提示信息标识。

8. 交叉表查询的结构包含行标题、列标题和（　　）。

9. 交叉表查询中，（　　）可以有 1 个或多个，而（　　）和（　　）有且只能有 1 个。

10. 在 SQL 语句中，单词（　　）的作用是不显示重复值。

11. 内连接在 from 子句中使用（　　）联接两个数据源。

12. 显示右边数据源的所有记录和左边数据源中联接字段相等的记录的连接是（　　）。

13. 在输入查询的条件时，输入日期型数据的定界符是（　　）。

三、操作题

注：在"第 3 章查询 \3 习题练习 \ 教学管理 – 练习 .accdb"数据库中完成下列操作。

1. 创建"各学期学生学分"查询，统计"中医 05 七 C"（班级编号：00155）班级中每个学生每个学期的学分和各学期的总学分，运行结果如图 3–76 所示。

姓名	总学分	2006-2007-1	2006-2007-2	2007-2008-1	2007-2008-2	2008-2009
白芸	32.5	8	8	1.5	9	6
陈莉	37	10.5	9	3.5	12	2
程天媛	35.5	11	10	1.5	9	4
池娟	37.5	5	13	4.5	10	5
杜利鸿	41.5	9	11	3.5	14	4

记录：第 22 项(共 39 项)　无筛选器　搜索

图 3–76　各学期学生学分查询结果

2. 统计各民族各年龄段的人数（已知"Tbl 学生"表中学生的出生日期都在 1980 年以后），出生日期在 1980 ～ 1990 年之间的显示为 80 后，出生日期在 1990 年以后的显示为 90 后。运行结果如图 3–77 所示。

各民族各年龄段人数

民族	80后	90后
朝鲜族	46	5
汉族	2054	264
回族	117	12
满族	128	22
蒙古族	49	5
壮族	81	14

记录：第 1 项(共 6 项)　无筛选器

图 3–77　年龄段查询结果

3. 创建"按学号学期查询学生的平均分"查询，查询运行时，要求用户输入"学号"和"学期"信息，并按学号和学期计算学生的平均分，运行结果如图 3–78 所示。

4. 现从人事处获得教师信息的 Excel 表格，请按下列要求处理表中信息。

（1）将 Excel 文件"人员信息 .xlsx"中的教师数据导入到"教学管理"数据库中。

（2）删除"教师姓名""教师教学单位编号""教学单位名称""学院名称"任意一项未填

的教师。

（3）以"计算机"开头的教学单位，其"学院名称"全部更改为"信息中心"。

（4）"教师姓名"栏中包含了姓名和性别信息，姓名和性别之间使用"—"连接，将数据规范化处理。

（5）全校教师、全校教学单位均没有重名，建立新表与已有表的联系，并实施参照完整性。

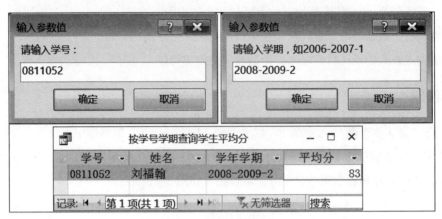

图 3–78　按学号学期查询平均分结果

5. 基于"Tbl 排课"表和"Tbl 学生"表创建查询，将教师和学生的姓名合并显示，并以"类别"属性标记教师和学生身份。运行结果如图 3–79 所示。

6. 查找"Tbl 排课"表中没有"计算机基础"类课程排课信息的班级。"计算机基础"类课程包括：00416 计算机基础、00417 计算机基础Ⅰ、00418 计算机基础Ⅱ。运行结果如图 3–80 所示。

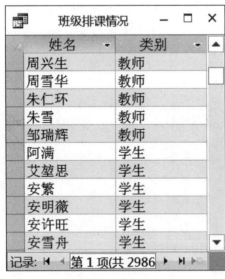

图 3–79　合并结果

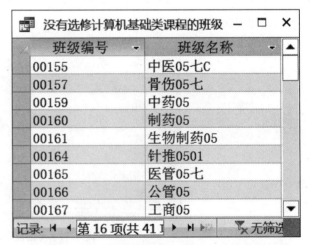

图 3–80　没有"计算机基础"类课程排课信息的班级

第 4 章　窗　体

窗体是 Access 的重要对象。通过窗体，用户可以方便地输入数据、编辑数据、显示和查询数据。利用窗体可以将数据库中的对象组织起来，形成一个功能完整、风格统一的数据库应用系统。

本章将通过 5 个实例介绍窗体的基本操作，包括窗体的概念和作用、窗体的组成和结构、窗体的创建和设置等。通过学习，将掌握使用设计视图和布局视图等方式创建各种功能的窗体的方法。

本章介绍的自 Access2007 以来的新功能包括：布局视图、导航窗体、附件控件、条件格式。

本章实例、习题等练习文件及答案位于“实例与习题 \ 第 4 章 窗体”文件夹中。

实例 1　创建各种形式的窗体展示医生信息——窗体工具

【实例说明】

1. 在这个实例中，我们将学习使用“创建”选项卡上的命令创建窗体的方法。

2. 操作要求：基于“第 4 章窗体 \1 实例练习 \ 中医门诊 – 练习”数据库中的“Tbl 医生”表，创建数据表窗体、多个项目窗体、分割窗体和主 / 子窗体。

【实现过程】

1. 使用“数据表”命令创建“医生数据表”窗体　如图 4–1 所示。

医生ID	姓	名	姓名	性别	参加工作时间	工资
1101	陆	宇强	陆宇强	男	1984/2/6	¥5,000
1102	王	光正	王光正	男	2000/11/23	¥3,500
1303	李	海军	李海军	男	1998/3/5	¥4,000
2101	司马	晓兰	司马晓兰	女	1998/8/12	¥4,000
2102	李	玉婷	李玉婷	女	2004/4/24	
2203	赵	蕊	赵蕊	女	1981/9/25	¥5,500
2204	颜	正英	颜正英	女	2011/8/1	¥2,000
2305	欧阳	玉秀	欧阳玉秀	女	2004/4/24	¥3,000

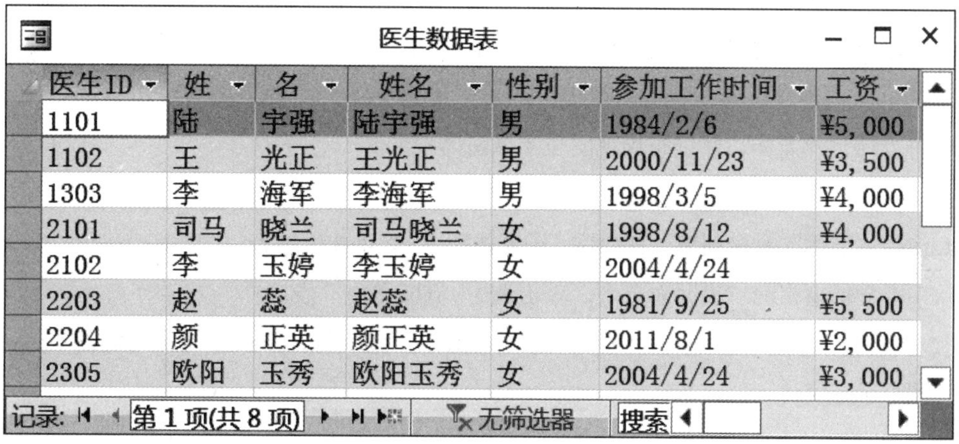

图 4–1　“医生数据表”窗体

（1）在导航窗格的"表"对象下，单击选中"Tbl 医生"表。

（2）单击"创建"选项卡＞"窗体"组＞"其他窗体"命令下的"数据表"命令▦，Access 将自动创建窗体，并以数据表视图显示该窗体。

（3）保存该窗体为"医生数据表"窗体。

2. 使用"多个项目"命令创建"医生多个项目"窗体　如图 4-2 所示。

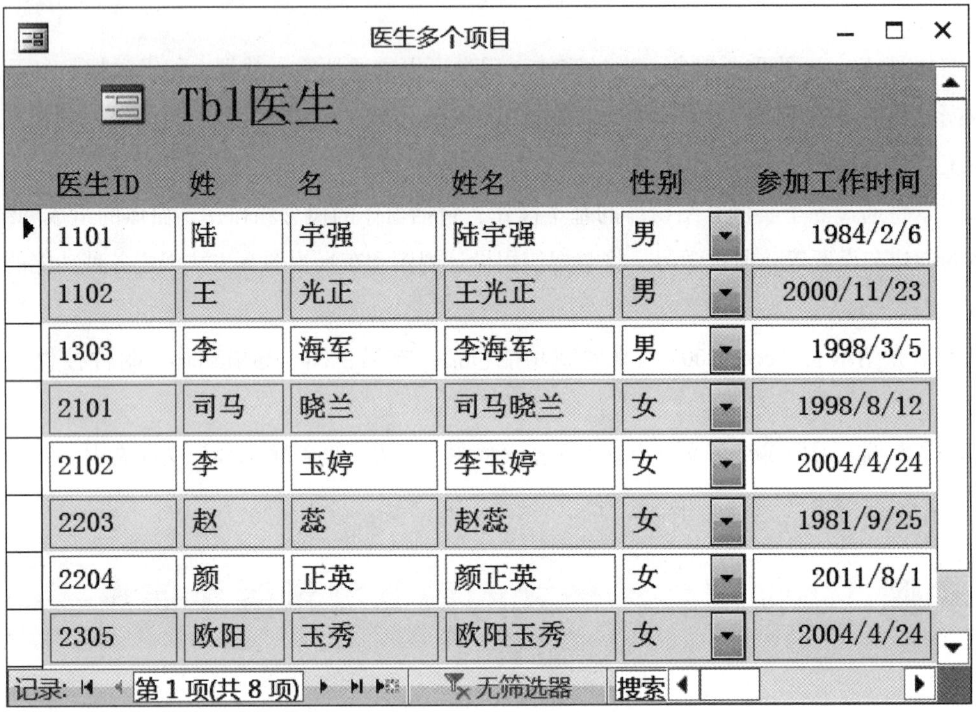

图 4-2　"医生多个项目"窗体

（1）在导航窗格的"表"对象下，单击选中"Tbl 医生"表。

（2）单击"创建"选项卡＞"窗体"组＞"其他窗体"命令下的"多个项目"命令▤，Access 将自动创建窗体，并以布局视图显示该窗体，可以对窗体数据的行高和列宽进行调整。

（3）保存该窗体为"医生多个项目"窗体。

3. 使用"分割窗体"命令创建"医生分割窗体"　如图 4-3 所示。

（1）在导航窗格的"表"对象下，单击选中"Tbl 医生"表。

（2）单击"创建"选项卡＞"窗体"组＞"其他窗体"命令下的"分割窗体"命令▦，Access 将自动创建窗体，并以布局视图显示该窗体。

（3）保存该窗体为"医生分割窗体"。

4. 使用"窗体"命令创建"医生主／子窗体"　如图 4-4 所示。

（1）在导航窗格的"表"对象下，单击选中"Tbl 医生"表。

（2）单击"创建"选项卡＞"窗体"组＞"窗体"命令▦，Access 将自动创建窗体，并以布局视图显示该窗体。

（3）保存该窗体为"医生主／子窗体"。

NOTE

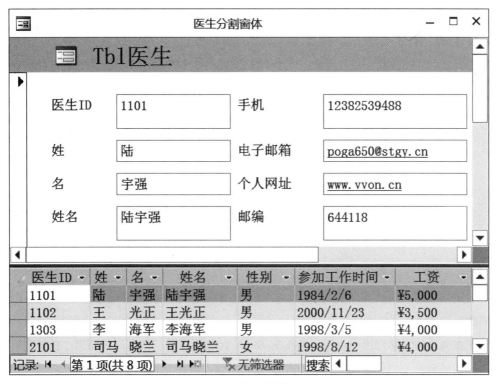

图 4-3 医生分割窗体

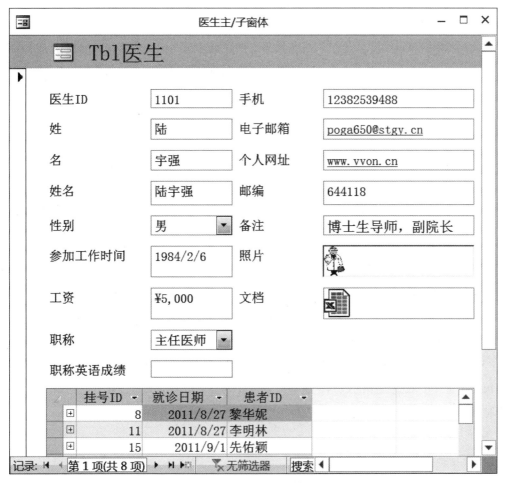

图 4-4 医生主 / 子窗体

【知识点】

1. 窗体的视图　打开任一窗体，然后单击"开始"选项卡 >"视图"组 >"视图"命令底部箭头，可以展开视图选择菜单。Access 为窗体对象提供了多种视图查看方式，最常见的有"窗体视图""布局视图"和"设计视图"，如图 4-5 所示。

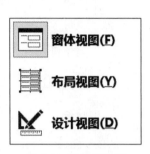

图 4-5　窗体的视图

（1）窗体视图　窗体视图是窗体的运行视图，用户可以通过它来查看、添加和修改数据，并完成图形界面上的操作。

（2）布局视图　布局视图是用于修改窗体的最直观的视图。在布局视图中，窗体实际正在运行，看到的数据与窗体视图的外观非常相似，而且可以在此视图中对窗体的设计进行更改。由于可以在修改窗体的同时看到数据，布局视图可以根据实际数据重新排列控件和调整控件大小，还可以在窗体上放置新的控件，并设置窗体及其控件的属性。

（3）设计视图　设计视图提供了窗体结构的详细视图。窗体在设计视图中显示时并没有运行，因此无法看到实际数据。不过，有些任务必须在设计视图中完成，比如向窗体中添加更多类型的控件，调整窗体的大小，以及更改某些无法在布局视图中更改的窗体属性，例如窗体格式属性中的是否"允许窗体视图"、是否"允许数据表视图"属性等。

2. 窗体类型　除在第 1 章中介绍的纵栏式窗体、表格式窗体（也称"多个项目"窗体）外，还有以下几种类型的窗体：

（1）数据表窗体　数据表窗体从外形上看类似于表对象的数据表视图，可以同时查看多条记录，可以像表那样单击字段名旁的箭头打开"排序和筛选"菜单。通常用它作为其他窗体的子窗体使用，或分析带条件格式的数据。

（2）分割窗体　分割窗体同时提供了两种视图：窗体视图和数据表视图，这两种视图连接到相同的数据源，并且总是保持同步。如果在分割窗体的一个部分中定位到某条记录的某个字段，则会在该窗体的另一部分中定位到相同位置。只要数据允许修改，就可以从任一部分添加、编辑或删除数据。分割窗体的常用方法是使用窗体的"数据表视图"区快速定位记录，然后使用"窗体视图"区查看或编辑记录。

（3）主 / 子窗体　窗体中嵌入的窗体称为子窗体，包含子窗体的窗体称为主窗体。主 / 子窗体可显示多个表或查询中的数据，这些数据往往具有一对多的关系。在导航窗格中可以看到作为独立窗体对象存在的主窗体与子窗体。

【思考与练习】

1. 以"Tbl 患者"表为数据源，创建数据表窗体、多个项目窗体、分割窗体和包含就诊记

录的主 / 子窗体，使用这些窗体查看和修改患者信息。

2.使用"窗体向导"创建包含挂号与处方信息的主 / 子窗体。

实例 2　创建简单的医生信息窗体——设计视图和布局视图

【实例说明】

1.在这个实例中，我们将学习使用设计视图和布局视图创建窗体的方法，学习窗体属性和窗体结构。

2.操作要求：以"Tbl 医生"表为数据源，分别使用设计视图和布局视图创建一个如图 4-6 所示的显示医生基本信息的窗体，并将窗体的标题设置为"医生基本信息"，同时将窗体设置为"只读"的连续窗体。

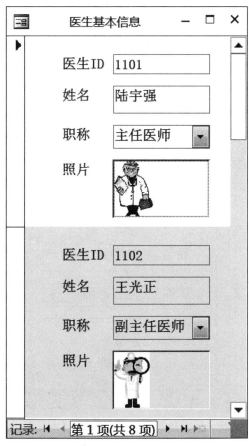

图 4-6　"医生基本信息"窗体

【实现过程】

1.使用"设计视图"工具创建窗体

（1）单击"创建"选项卡 > "窗体"组 > "窗体设计"命令 ▣，进入窗体的"设计视图"。

（2）如果屏幕上没有出现"字段列表"窗口，单击窗体设计工具 > "设计"选项卡 > "工具"组 > "添加现有字段"命令 ▥，即可显示"字段列表"窗格。

（3）在"字段列表"窗格单击"显示所有表"，将会显示数据库中的所有表，然后单击"Tbl 医生"表旁边的加号（＋），会显示出"Tbl 医生"表的所有字段。

（4）把"医生 ID""姓名""职称""照片"字段从"字段列表"窗格中拖拽到窗体中"主体"节的适当位置，如图 4-7 所示。

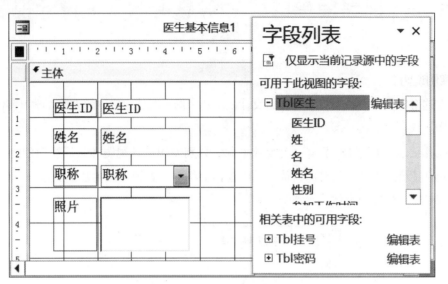

图 4-7　窗体的设计视图和"字段列表"窗格

（5）选中所有控件，单击"排列"选项卡 >"表"组 >"堆积"命令 ▦，将会创建一个纵栏式窗体，如图 4-8 所示。

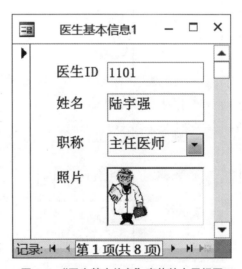

图 4-8　"医生基本信息"窗体的布局视图

2. 设置窗体属性

（1）在窗体的设计视图中，双击窗体左上角的"窗体选定器"，即可打开窗体的"属性表"窗格。

（2）在"属性表"窗格的"格式"选项卡中，设置"标题"属性为"医生基本信息"；设置"默认视图"属性为"连续窗体"，如图 4-9 所示。

（3）在"属性表"窗格的"数据"选项卡中，设置"允许添加""允许删除"和"允许编辑"属性都为"否"，如图 4-10 所示。

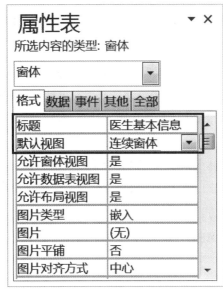
图 4-9　设置窗体的"格式"属性

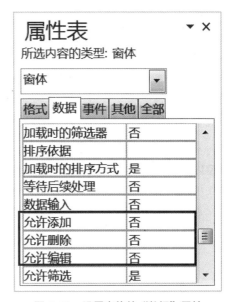
图 4-10　设置窗体的"数据"属性

（4）将该窗体保存为"医生基本信息 1"。

3. 使用"空白窗体"命令创建窗体

（1）单击"创建"选项卡 >"窗体"组 >"空白窗体"命令，Access 将在"布局视图"中打开一个空白窗体，并显示"字段列表"窗口，如图 4-11 所示。

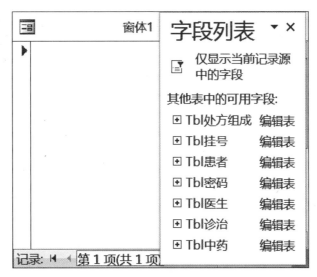
图 4-11　空白窗体

（2）在屏幕右边的"字段列表"窗格中选择"Tbl 医生"表，把需要的字段直接拖拽到窗体中"主体"节的适当位置。

（3）设置窗体属性同前。

（4）保存该窗体为"医生基本信息 2"。

NOTE

【知识点】

1. 使用"设计视图"创建窗体 在创建窗体的各种方法中，更多的时候是使用窗体"设计视图"来创建窗体，这种方式更直观、灵活。在"设计视图"下创建窗体，用户可以完全控制窗体的布局和外观，准确地把控件放在合适的位置，设置它们的格式直到满意。

2. 使用"模式对话框"命令创建窗体 单击"创建"选项卡 > "窗体"组 > "其他窗体"下的"模式对话框"命令，可创建模式对话框窗体。模式对话框窗体具有浮动和独占式窗口。当窗体处于"窗体视图"时，可以放置在屏幕的任何地方，在关闭或停止运行该窗体前无法操作 Access 其他部分。窗口中还提供了"确定"和"取消"按钮。

3. 窗体结构与组成 在设计视图中，完整的窗体由 5 个节组成，分别是：窗体页眉、页面页眉、主体、页面页脚、窗体页脚，如图 4-12 所示。所有窗体都必须包含主体节，默认情况下，窗体的设计视图只显示主体节。添加其他节的方法为：在窗体设计视图的主体节空白区右键单击，在弹出的快捷菜单中，选择"页面页眉/页脚"或"窗体页眉/页脚"命令。页眉和页脚必须成对添加。

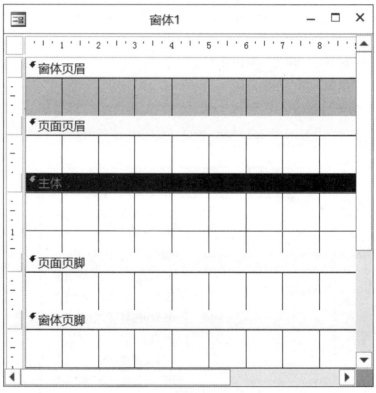

图 4-12 窗体的结构与组成

窗体 5 个节的功能：

（1）主体 主要用于显示记录中的数据。"多个项目"窗体是连续窗体，主体连续出现以显示记录源中的全部记录。

（2）页面页眉/页面页脚 只在打印预览或打印输出时可见，页面页眉中的内容出现在每张打印页的顶部，页面页脚中的内容出现在每张打印页的底部。通常情况下不需将窗体打印输出，可不设置这两节。

（3）窗体页眉/窗体页脚 在窗体视图和布局视图下，无论是单一窗体还是连续窗体，窗体页眉均出现在窗体的顶部，窗体页脚均出现在窗体的底部。在打印输出时，它们只出现一次：窗体页眉出现在第 1 页的顶部，页面页眉之上；窗体页脚出现在最后一条记录之后，位于页面页脚之前。通常是把公共控件放在窗体页眉或窗体页脚中，如窗体的标题、使用说明、公用按钮等。"多个项目"窗体的表头就位于窗体页眉中。

可在各节中添加标签控件作为标记，在不同的输出方式下查看各节的显示效果。

4. "字段列表"窗格　在创建窗体过程中，当需要添加某一字段时，选中"设计"选项卡>"工具"组>"添加现有字段"命令，即可显示"字段列表"窗格，从中将所需字段拖到窗体内，窗体便自动创建一个与该字段关联的控件。

5. 窗体属性　位于窗体设计视图左上角标尺相交处的方框为"窗体选定器"；位于窗体设计视图各节上部显示节名称的横条和标尺内的方块为"节选定器"，如图 4-13 所示。单击选定器可选择相应的对象。

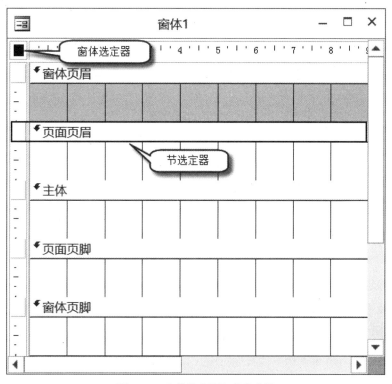

图 4-13　窗体选定器和节选定器

在 Access 中，属性决定表、字段、查询、窗体、报表、控件等对象的特性。窗体及窗体中的每一个控件都具有各自的属性，这些属性决定了窗体及控件的外观、它所包含的数据，以及对事件的响应。使用"属性表"窗格可以查看并更改属性，窗体的"属性表"窗格如图 4-14 所示。

"属性表"窗格上部的下拉列表中，显示了当前窗体上的所有对象，可以从中选择要设置属性的对象，也可以直接在窗体上选中对象。

"属性表"窗格包含 5 个选项卡：格式、数据、事件、其他、全部。每个选项卡左侧显示属性名称，右侧是属性值。其中，"格式"选项卡包含了当前对象的外观属性；"数据"选项卡包含了与数据源、数据操作相关的属性；"事件"选项卡包含了能够响应的事件；"其他"选项

NOTE

卡包含了名称、标签等其他属性；"全部"选项卡包含了全部的属性。

在"属性表"窗格中，设置某一属性值时，可直接输入内容。如果属性框中显示有向下箭头，也可以单击该箭头，并从列表中选择一个值。如果属性框右侧显示"生成器"按钮，单击该按钮，可通过相应的生成器设置其属性。

下面介绍几个窗体常用的属性：

"默认视图"属性表示打开窗体时，默认用以显示的视图，可供设置的默认视图属性有"单个窗体""连续窗体""数据表"和"分割窗体"。

窗体的记录源可以是表、查询或 SQL 语句。设置窗体的"记录源"属性时可以从下拉列表中选择已有的表或查询，也可以通过点击"生成器"按钮，通过"查询生成器"生成 SQL 语句作为窗体的记录源。

6. 布局方式　在"窗体设计工具"（或"窗体布局工具"）>"排列"选项卡 >"表"组中，提供了两种布局方式："堆积"和"表格"。

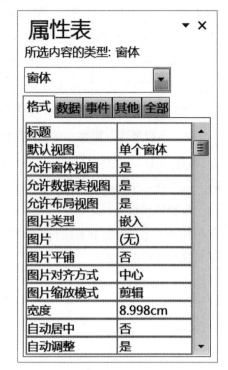

图 4-14　窗体的"属性表"窗格

"堆积"布局可以创建一个纵栏式的布局，字段垂直排列，标签位于每个字段的左侧。"分割窗体"的"纵栏式"窗体部分采用的就是堆积布局。

"表格"布局可以创建表头标签位于顶部、数据行位于表头下面的表格式布局，"多个项目"窗体采用的就是"表格"布局。

【思考与练习】

1. 以"Tbl 患者"表为数据源，使用"设计视图"创建一个显示患者基本信息的表格布局的窗体。

2. "设计视图"与其他窗体创建工具相比有什么优缺点？

实例 3　创建复杂的医生信息窗体——常用控件

【实例说明】

1. 在这个实例中，我们将学习窗体常用控件的使用方法。

2. 操作要求：创建一个如图 4-15 所示的医生基本信息的窗体，具体要求如下：

（1）依图分析窗体中各节中的内容。

（2）在窗体中添加徽标、标题与副标题，徽标所用图片是"第 4 章窗体 \1 实例练习 \doctor. png"。

（3）"工龄"由计算而来；"性别"字段使用列表框控件；"职称"字段使用组合框控件；

"文化程度"字段使用选项组控件，字段为数字型，现有的值为 1、2、3、4，分别表示"博士及以上""硕士""本科""专科"；"文档"字段使用附件控件。

（4）在窗体中添加按钮分别实现浏览前一项记录、后一项记录、添加记录、删除记录、关闭窗体的功能。

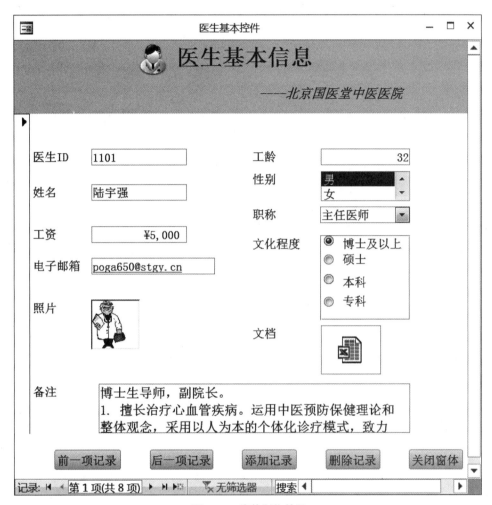

图 4-15　窗体制作效果

【实现过程】

1. 使用设计视图创建窗体

（1）单击"创建"选项卡 >"窗体"组 >"窗体设计"命令，进入窗体的设计视图。

（2）在窗体的设计视图中，右键单击，在弹出的快捷菜单中选中"窗体页眉/页脚"，窗体的设计视图中将会出现窗体页眉节和窗体页脚节。

2. 添加徽标与标题

（1）单击"设计"选项卡 >"页眉/页脚"组 >"徽标"命令，会出现"插入图片"对话框。在该对话框中，选择要插入的图片文件，图片文件是"第 4 章窗体 \1 实例练习 \doctor.png"，单击"确定"按钮，插入徽标。徽标会自动插入到窗体的窗体页眉节中。

（2）单击"设计"选项卡 >"页眉/页脚"组 >"标题"命令，窗体页眉节中会添加一个新标签控件，输入标题文字"医生基本信息"。

（3）单击"设计"选项卡 >"控件"组 >"标签"命令，在窗体页眉节中，按下鼠标左键，

NOTE

拖动鼠标绘制一个方框，释放鼠标后即可创建一个标签控件，输入"---- 北京国医堂中医医院"文本。

（4）调整徽标、标题和标签控件的大小与格式，创建好的窗体页眉节如图 4-16 所示。

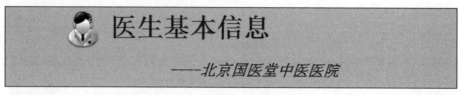

图 4-16　窗体页眉节效果

3. 拖拽字段　设置窗体的记录源属性为"Tbl 医生"表，将字段列表窗格中"Tbl 医生"表中的"医生 ID""姓名""工资""电子邮箱""备注"字段拖拽到窗体的主体节，并适当调整其大小和位置。这几个字段拖到窗体后，默认使用的是文本框控件；将"照片"字段拖拽到窗体主体节的适当位置，并调整其大小，该字段使用的是绑定对象框控件。

4. 添加"工龄"计算型文本框控件

（1）单击"设计"选项卡 >"控件"组 >"文本框"命令，将指针定位在窗体中要放置文本框的位置，然后单击以插入文本框。如果弹出"文本框向导"对话框，取消即可。把文本框左侧的标签控件中的文字改为"工龄"。

（2）选择该文本框后，在"属性表"窗格 >"数据"选项卡 >"控件来源"属性中，输入表达式："=Year(Date())-Year（[参加工作时间]）"；也可以使用表达式生成器创建表达式：单击"控件来源"属性框右侧的"表达式生成器"按钮，在"表达式生成器"对话框中借助当前窗体的"< 字段列表 >"中的字段名创建，如图 4-17 所示。

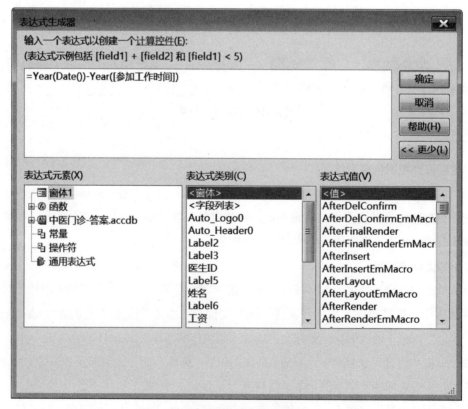

图 4-17　"表达式生成器"对话框

5. 添加"性别"列表框控件

（1）在"设计"选项卡 > "控件"组中，确保选中了"使用控件向导"命令。

（2）单击"设计"选项卡 > "控件"组 > "列表框"命令，在窗体中，单击要放置列表框的位置，将出现"列表框向导"，选中"自行键入所需的值"选项，如图 4-18 所示。

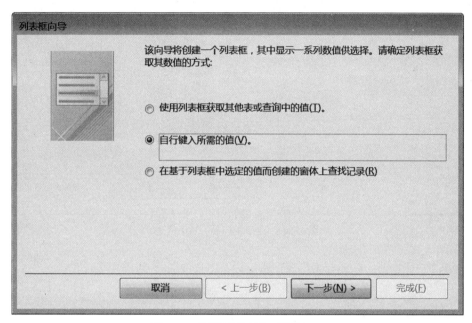

图 4-18　"列表框向导"对话框 1

（3）单击"下一步"按钮，在"第 1 列"的前两行中分别输入"男""女"，如图 4-19 所示。

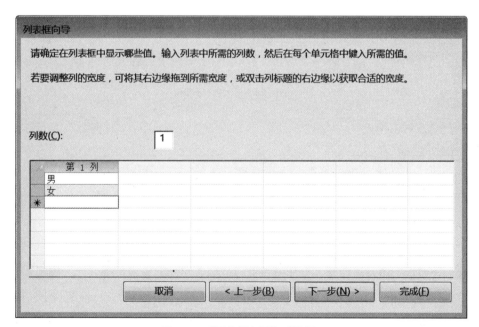

图 4-19　"列表框向导"对话框 2

（4）单击"下一步"按钮，选中"将该数据保存在这个字段中"选项，在其右侧的下拉列表中选择"性别"字段，如图 4-20 所示。

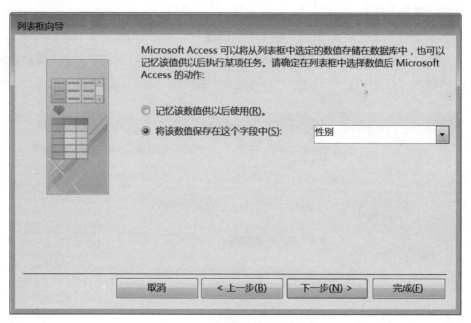

图 4-20　"列表框向导"对话框 3

（5）单击"下一步"按钮，为列表框指定标签为"性别"，如图 4-21 所示。

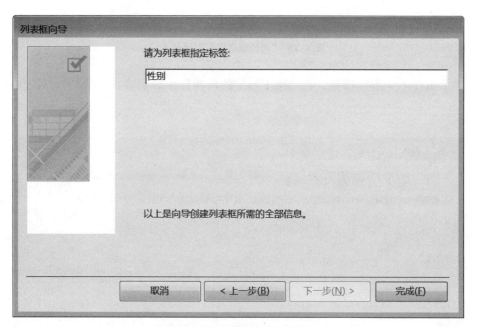

图 4-21　"列表框向导"对话框 4

（6）单击"完成"按钮。

6. 添加"职称"组合框控件　添加组合框控件的方法和列表框控件一样。因为在"Tbl 医生"表中，"职称"字段的显示控件已经是"组合框"，在该窗体的"设计视图"中，可直接将该字段从"字段列表"中拖拽到窗体中即可，系统会自动创建绑定到该字段的组合框控件。

7. 添加"文化程度"选项组控件

（1）由于选项组控件存储的值只能是整数，而不能是文本，所以要确保"Tbl 医生"表中的"文化程度"字段是存放整数的数字型。

（2）在"设计"选项卡 >"控件"组中，确保选中了"使用控件向导"命令。

（3）单击"设计"选项卡 >"控件"组 >"选项组"命令🔲，单击窗体中要放置选项组的位置，出现"选项组向导"对话框。在对话框的"标签名称"列的各行中输入"博士及以上""硕士""本科""专科"，如图 4-22 所示。

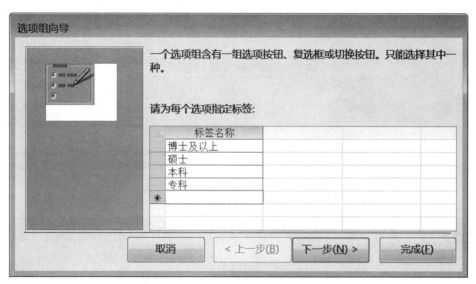

图 4-22　"选项组向导"对话框 1

（4）单击"下一步"按钮，选中"否，不需要默认值"选项，如图 4-23 所示。

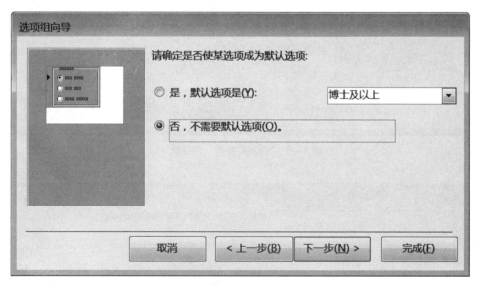

图 4-23　"选项组向导"对话框 2

（5）单击"下一步"按钮，在"值"列中，设置"博士及以上"选项值为 1，"硕士"选项值为 2，"本科"选项值为 3，"专科"选项值为 4，如图 4-24 所示。

（6）单击"下一步"按钮，选中"在此字段中保存该值"选项，在下拉列表中，选择"文化程度"字段，如图 4-25 所示。

（7）单击"下一步"按钮，可以选择内置何种类型的控件以及控件的样式，本例中使用默认项"选项按钮"和"蚀刻"，如图 4-26 所示。

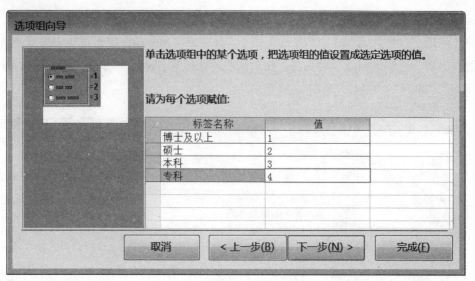

图 4-24　"选项组向导"对话框 3

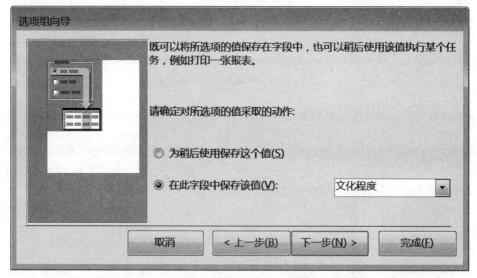

图 4-25　"选项组向导"对话框 4

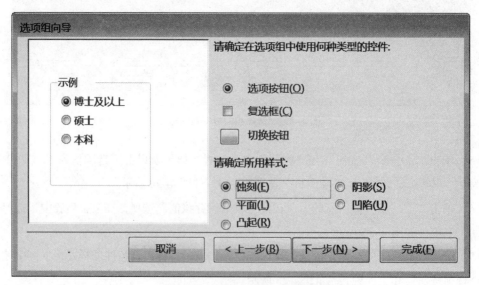

图 4-26　"选项组向导"对话框 5

（8）单击"下一步"按钮，在"请为选项组指定标题"框中输入"文化程度"，如图 4-27 所示。

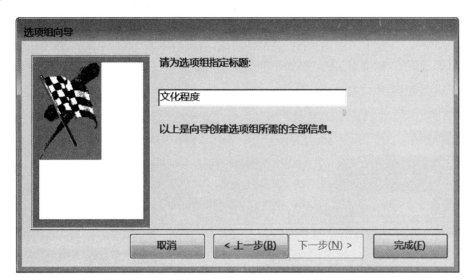

图 4-27　"选项组向导"对话框 6

（9）单击"完成"按钮。

8. 添加"文档"附件控件　在"字段列表"窗口中，单击"文档"字段旁边的加号（+），可展开该"附件"字段，如图 4-28 所示。将整个"文档"字段从"字段列表"窗口拖拽到窗体，并调整其大小和位置。

□ 文档
　　文档.FileData
　　文档.FileName
　　文档.FileType

图 4-28　附件型"文档"字段

默认情况下，如果"附件"字段包含的第 1 个文件是图片，则该控件会显示图片内容。如果"附件"字段包含的第 1 个文件是其他类型的文件（如 Word、Excel、PowerPoint、PDF 等文档），则该控件将会显示该文件类型所对应的图标。

在窗体的"窗体视图"中，当在"附件"控件上单击时，显示微型工具栏：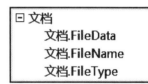，分别为"上一个""下一个""管理附件"。使用"上一个"按钮或"下一个"按钮可以滚动浏览附件中的多个文档。单击"管理附件"按钮，将打开"附件"对话框。在该对话框中，可以管理附件中的文件，如图 4-29 所示。

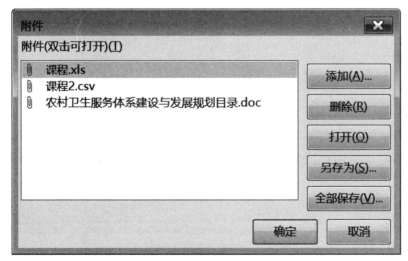

图 4-29　附件对话框

9. 添加命令按钮控件

（1）在"设计"选项卡>"控件"组中，确保选中了"使用控件向导"命令。

（2）单击"设计"选项卡>"控件"组>"按钮"命令 ，单击窗体页脚节中要放置按钮的位置，出现"命令按钮向导"。在对话框的"类别"列表中，列出了可供选择的操作类别；每个类别的"操作"列表中，包含多种不同的操作。这里在"类别"列表中选择"窗体操作"，在"操作"列表中选择"关闭窗体"选项，如图 4-30 所示。

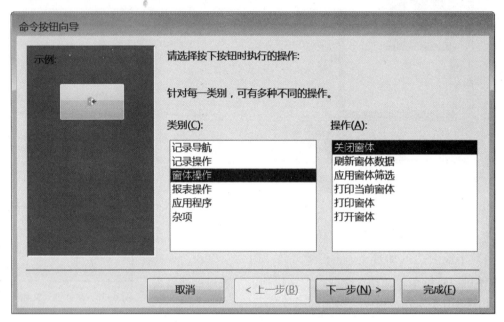

图 4-30　"命令按钮向导"对话框 1

（3）单击"下一步"按钮，选中"文本"选项，并在其右侧的框中输入"关闭窗体"，如图 4-31 所示。

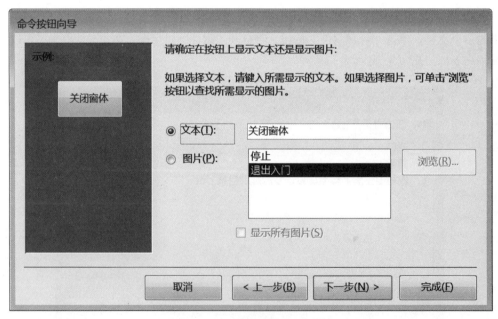

图 4-31　"命令按钮向导"对话框 2

（4）单击"下一步"按钮，可以为该"命令按钮"命名，以便以后引用，这里为按钮命名为"btn 关闭窗体"，如图 4-32 所示。

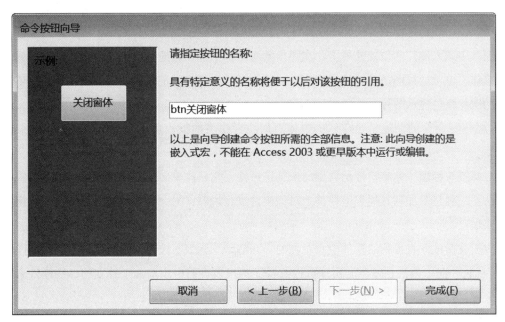

图 4-32 "命令按钮向导"对话框 3

（5）单击"完成"按钮，"关闭窗体"按钮创建完成。

（6）使用类似的方法，为该窗体添加"前一项记录""后一项记录""添加记录""删除记录"命令按钮，分别实现浏览前一项记录、后一项记录，以及添加新记录、删除记录的功能。

10. 调整窗体中的所有控件　可调整单个控件的大小和位置，也可选中多个控件，使用"排列"选项卡 >"调整大小和排序"组 >"大小 / 空格"和"对齐"命令，统一调整这些控件的大小、间距和对齐方式。

11. 保存该窗体为"医生常用控件"

【知识点】

1. 控件简介　利用控件可以查看和处理数据库应用程序中的数据。依据控件来源属性，控件可分为绑定控件、未绑定控件和计算控件。

绑定控件：也称结合型控件，当控件的"控件来源"属性设置为窗体记录源中的字段名称时，该控件称为绑定控件。使用绑定控件可以显示和编辑数据库中字段的值，数据更改后会自动在字段和控件之间双向同步。窗体的记录进行切换时，绑定控件的内容会随着字段内容的变化而变化。具有"控件来源"属性的控件包括：文本框、列表框、组合框、复选框、选项按钮、切换按钮、选项组、图像、绑定对象框、附件。

未绑定控件：也称非结合型控件，"控件来源"属性未设置的控件和不具有"控件来源"属性的控件称为未绑定控件。未绑定控件中的数据不来自记录源中的字段。不具有"控件来源"属性的控件包括：标签、按钮、超链接、分页符、图表、直线、矩形、未绑定对象框、子窗体 / 子报表、选项卡控件。

计算控件："控件来源"属性设置为以"="开头的表达式。表达式可以包含运算符、控件名称、字段名称、函数、文本和数值。不能在窗体运行时更改计算控件的值，它是只读的。例如，本实例中的"工龄"字段就是通过表达式"=Year(Date())–Year(［参加工作时间］)"计算得到的。文本框是最常用的计算控件。

2. 图像与徽标　在窗体中，利用"图像"控件，可以插入图片，以显示必要的信息或者美化窗体。使用图像控件的方法和本例中使用徽标控件的方法类似，只要单击"图像"控件，然后在窗体中插入图片的位置处单击，在弹出的对话框中选择相应的图片文件，即可完成插入图片的操作。也可通过图像控件的控件来源属性，将其设置为绑定控件或计算控件，实现依据字段中的图片路径显示图片。

"徽标"命令的功能是给窗体的窗体页眉或者报表的报表页眉添加一个图像控件来显示 Logo。

3. 标签与标题　标签控件是典型的未绑定控件，它只能单向地向用户传达信息。标签有两种用法：一种是附加到其他类型控件上对该控件进行说明；另一种是独立的标签控件，用于显示文字信息。

纵栏式窗体垂直排列的控件中，左侧的一列都是"标签"控件，附属于其右侧的控件。

"标题"命令就是在窗体的窗体页眉或报表的报表页眉中添加一个独立的标签控件来显示标题文字。

4. 文本框控件　文本框控件可以用于显示数据，也可以让用户输入或者编辑数据，它是最常用的控件。文本框既可以是绑定控件，也可以是未绑定控件，还可以是计算控件。

5. 绑定对象框控件　绑定对象框控件用于在窗体或报表上显示绑定的 OLE 对象字段中的内容。该控件针对的是保存在窗体或报表记录源字段中的对象。当在记录间移动时，不同的对象将显示在窗体或报表上。

也可在窗体中通过此控件将数据输入到绑定的 OLE 对象字段中。

6. 控件与命令的功能　见表 4-1。

表 4-1　常用控件和命令的功能

命令	名称	功能
	选择	用于选取控件、节或窗体。单击该命令可以释放"控件"组中以前被选中的控件
abl	文本框	用于显示、输入或编辑数据或显示计算结果
Aa	标签	非结合型控件，用于显示说明文本的控件，如窗体上的标题或指示文字。Access 会自动为一些创建的控件附加标签
xxxx	按钮	用于调用宏或程序代码以完成各种复杂操作。也可通过向导实现查找记录、打印记录或应用窗体筛选等功能。在创建具有"打开窗体"功能的按钮时，可通过设置实现打开窗体后显示全部记录或只显示筛选后的记录
	列表框	在窗体视图中，可以从列表中选择输入
	组合框	该控件组合了列表框或文本框的特性，可以在文本框中键入文字或在列表框中选择输入项
	子窗体 / 子报表	用于在一个窗体中显示来自另一个窗体或报表的内容
	直线	绘制直线。先按住 Shift 键然后再通过拖拽鼠标可画出水平或垂直的直线
	矩形	绘制矩形。可作为一组相关的控件的外框

续表

命令	名称	功能
	绑定对象框	用于在窗体或报表上显示绑定的 OLE 对象字段中的内容，也可在窗体中通过此控件将数据输入到绑定的 OLE 对象字段中
	未绑定对象框	用于在窗体中显示未绑定的 OLE 对象，例如 BMP 图片、Excel 电子表格。当记录跳转时，该对象将保持不变
	复选框	可以作为绑定到是 / 否型字段的独立控件，也可以作为未绑定控件，或者作为选项组控件的一部分
	选项按钮	可以作为绑定到是 / 否型字段的独立控件，也可以作为未绑定控件，或者作为选项组控件的一部分
	切换按钮	可以作为绑定到是 / 否型字段的独立控件，也可以作为未绑定控件，或者作为选项组控件的一部分
	选项组	与复选框、选项按钮或切换按钮搭配使用，可以实现一组可选值的单选功能
	选项卡	用于创建一个多页的选项卡容器，可以往每页中添加其他控件
	图像	用于在窗体中显示图片文件。Access 新版本中，该控件具有了"控件来源"属性
	分页符	用于在窗体上开始一个新的屏幕，或在打印窗体上开始一个新页
	超链接	创建指向文件、网页、数据库中对象、电子邮件地址的链接
	附件	用于与"附件"型字段绑定，可以将多个文件存储在绑定字段之中
	使用控件向导	用于打开或关闭控件"向导"。控件向导可以在使用文本框、列表框、组合框、选项组、命令按钮、图表、子窗体 / 子报表等控件时自动启用向导功能

7. "页眉 / 页脚"组中命令的功能 见表 4-2。

表 4–2 "页眉 / 页脚"组中命令的功能

命令	名称	功能
	徽标	将图片作为徽标插入到窗体的窗体页眉或报表的报表页眉中
	标题	将标题插入到窗体的窗体页眉或报表的报表页眉中
	日期和时间	可将包含 Date( ) 函数的文本框和包含 Time( ) 函数的文本框插入到窗体的窗体页眉或报表的报表页眉中

【思考与练习】

1. 以"Tbl 患者"表为数据源，在设计视图下创建如图 4-33 所示的"患者基本信息"窗体，徽标所用图片是"第 4 章窗体 \1 实例练习 \patient.png"。

2. 以"Tbl 医生"表为数据源，创建如图 4-34 所示的"所得税"窗体，当用户在"税率"中输入数据后，将自动计算出税金。分析窗体中各个控件的类型和绑定状态。

3. 以"Tbl 医生"表为数据源，创建如图 4-35 所示的"医生专家"窗体，在显示医生基本信息的窗体中添加"是否专家"标识，当医生职称是主任医师或副主任医师时，此项被自动选中，其他职称时此项不被选中。

NOTE

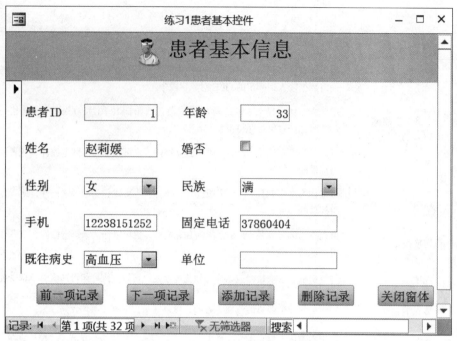

图 4-33 "患者基本信息" 窗体

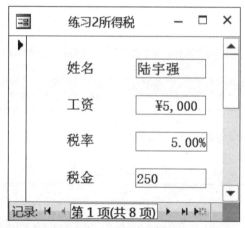

图 4-34 "所得税" 窗体

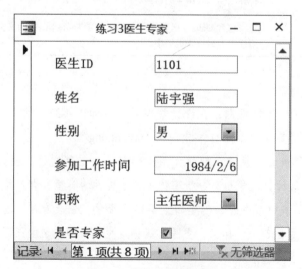

图 4-35 "医生专家" 窗体

实例 4 创建窗体显示患者、挂号信息——窗体控件综合应用

【实例说明】

1. 在这个实例中，我们将学习"组合框""子窗体 / 子报表"等控件的使用方法。

2. 操作要求：以"Tbl 患者"表、"Tbl 挂号"表、"Tbl 医生"表为数据源，创建显示患者及其挂号信息的主 / 子窗体，如图 4-36 所示。

（1）在主窗体中显示患者的基本信息，子窗体中显示该患者的所有挂号信息。

（2）在主窗体的"查找患者"组合框中选中某个患者后，主、子窗体中显示该患者的信息。

（3）在主窗体中统计该患者的全部就诊次数。

（4）在子窗体的"职称"字段中设置条件格式，如果职称是"主任医师"，使用红色加粗显示。

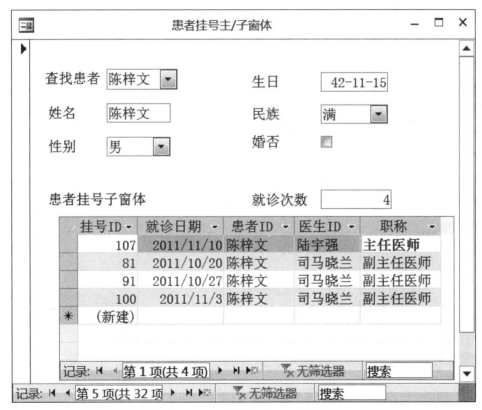

图 4-36　患者挂号主 / 子窗体

【实现过程】

1. 创建主窗体

（1）在设计视图中，将窗体"记录源"属性设置为"Tbl 患者"表，将"姓名""性别""生日""婚否""民族"字段从字段列表中拖拽到窗体。

（2）使用组合框控件向导创建"查找患者"组合框：在组合框向导第一个对话框中，在确定组合框获取数值的方式选项中，选中第 3 个选项，基于组合框中选定的值在创建的窗体上查找记录，如图 4-37 所示。如果在向导对话框中看不到第 3 个选项，请检查窗体"记录源"属性是否设置为"Tbl 患者"表。

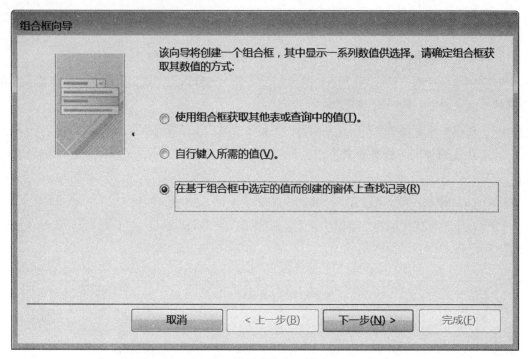

图 4-37　"组合框向导"对话框 1

（3）单击"下一步"按钮，选择"患者 ID"和"姓名"字段，如图 4-38 所示。

（4）单击"下一步"按钮，使用默认设置，如图 4-39 所示。

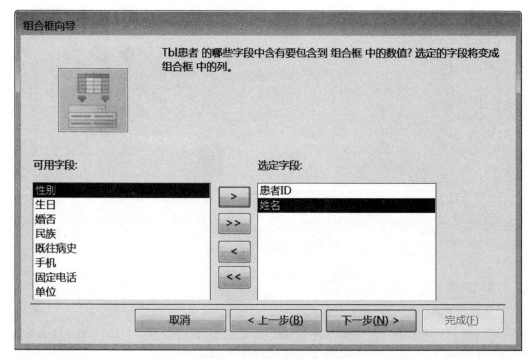

图 4-38　"组合框向导"对话框 2

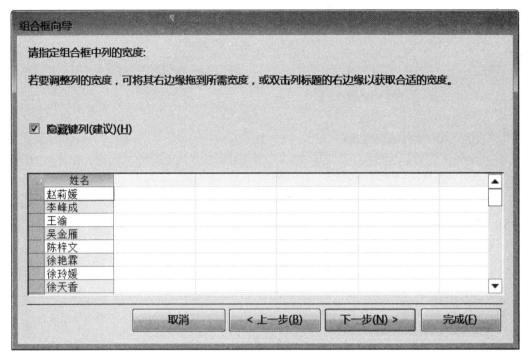

图 4-39　"组合框向导"对话框 3

（5）继续按照向导指示，完成组合框控件的设置。

2. 创建患者的挂号信息子窗体

（1）在"设计"选项卡 > "控件"组中，确保选中了"使用控件向导"命令。

（2）单击"设计"选项卡 > "控件"组 > "子窗体 / 子报表"命令⊞，在窗体中单击要放置子窗体的位置，出现"子窗体向导"对话框，选中"使用现有的表和查询"选项，如图 4-40 所示。

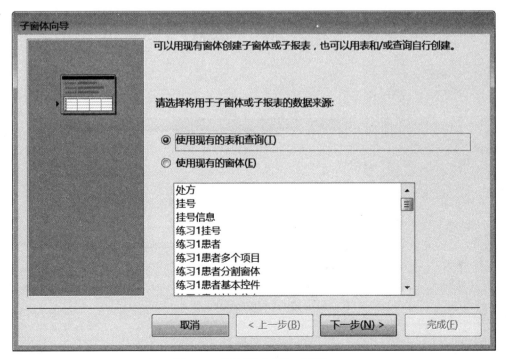

图 4-40　"子窗体向导"对话框 1

（3）单击"下一步"按钮，选择"Tbl 挂号"表中的所有字段和"Tbl 医生"表中的"职称"字段，如图 4-41 所示。

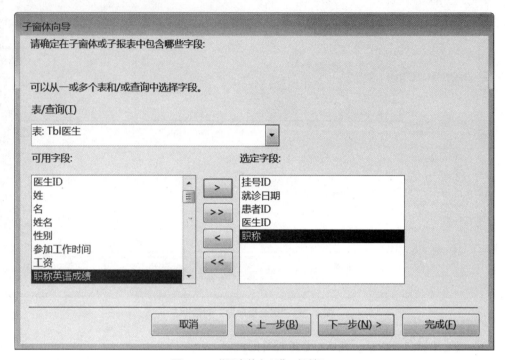

图 4-41　"子窗体向导"对话框 2

（4）单击"下一步"按钮并使用默认设置，如图 4-42 所示。

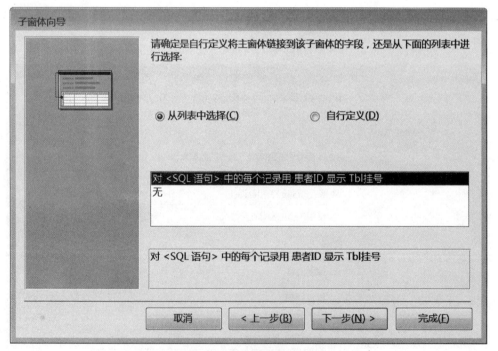

图 4-42　子窗体向导对话框 3

（5）单击"下一步"按钮，为子窗体指定名称为"患者挂号子窗体"，如图 4-43 所示。

（6）单击"完成"按钮，保存主窗体为"患者挂号主 / 子窗体"。

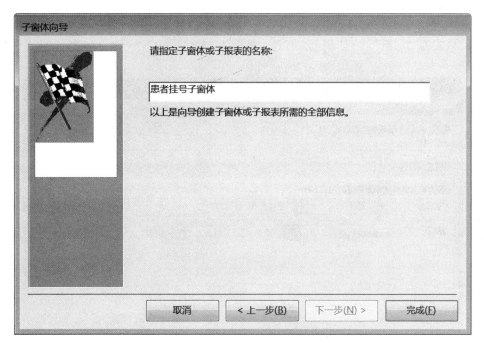

图 4-43 "子窗体向导"对话框 4

3. 统计患者的就诊次数

（1）在"患者挂号子窗体"的窗体页脚节（或窗体页眉节），添加一个计算型文本框控件，设置该文本框控件的"名称"属性为"挂号次数"，"控件来源"属性为"=Count（[挂号 ID]）"，然后保存窗体。

（2）在主窗体的主体节添加一个"就诊次数"计算型文本框控件，设置该文本框控件的"控件来源"属性为"=[患者挂号子窗体].[Form]![挂号次数]"，来引用子窗体中的"挂号次数"控件的值，也可以使用"表达式生成器"对话框设置。

4. 设置条件格式

（1）切换到窗体视图或布局视图，选中子窗体的"职称"列，单击"数据表"选项卡 >"格式化"组 >"条件格式"命令，出现如图 4-44 所示的"条件格式规则管理器"对话框，在"显示其格式规则"中选择"职称"字段。

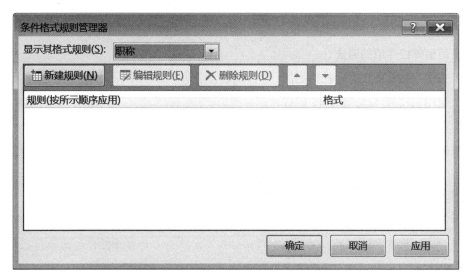

图 4-44 "条件格式规则管理器"对话框

（2）单击"新建规则"，出现"新建格式规则"对话框，设置规则为：字段值、等于、主任医师；格式为"加粗"，字体颜色为红色，如图 4-45 所示。

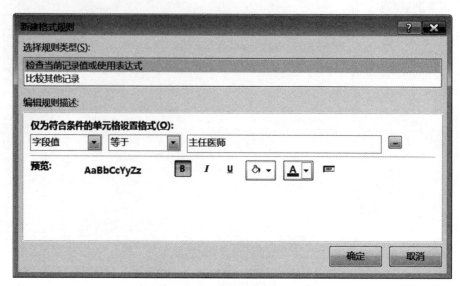

图 4-45 "新建格式规则"对话框

【知识点】

1. 组合框控件向导功能 组合框控件向导可以帮助用户快速地创建组合框，并提供了 3 种获取数据的方式：

（1）使用组合框获取其他表或查询中的值：可在组合框中显示指定的表或查询中的字段值，常用此功能将外键字段转换为对应的主键表中的字段显示。例如，此功能的组合框可将窗体中"Tbl 挂号"表"医生 ID"字段的值隐藏，显示为对应的"Tbl 医生"表中的医生姓名。

（2）自行键入所需的值：用于列表固定不变、选项较少的情况，如性别。

（3）基于组合框中选定的值在创建的窗体上查找记录：用于在窗体上查找记录，如本实例中"查找患者"组合框，当选定某一患者后，自动定位到该患者的记录。

2. 子窗体 子窗体是窗体中的窗体，在显示具有一对多关系的表或查询中的数据时，子窗体特别有效。在这类窗体中，主窗体和子窗体彼此链接，使得子窗体只显示与主窗体当前记录相关的记录。

3. 引用窗体控件值的语法

（1）引用当前窗体中普通控件的值："[控件名]"。

（2）引用当前窗体的子窗体中的普通控件的值："[子窗体名].[Form]![控件名]"。

（3）在窗体对象外引用窗体中控件值："[Forms]![窗体名]![控件名]"。

可以使用"表达式生成器"创建上述表达式，如图 4-46 所示。

【思考与练习】

创建医生及挂号信息的主 / 子窗体，统计医生的看病人次。在子窗体中选择某条挂号信息后，单击"诊治信息"按钮后，弹出一个显示该医生对该患者的该次就诊的诊治信息窗体。其中主 / 子窗体如图 4-47 所示，诊治信息窗体如图 4-48 所示。

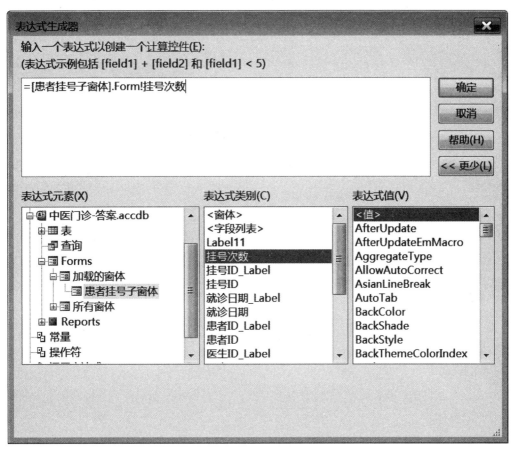

图 4-46 "表达式生成器"对话框

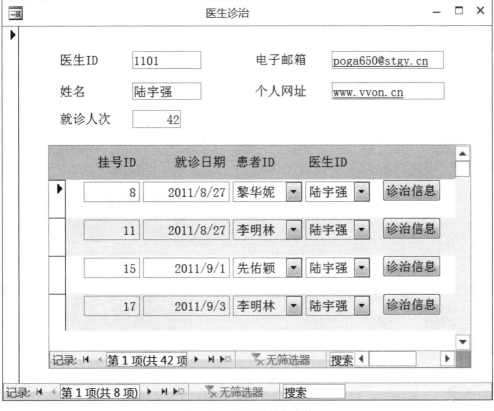

图 4-47 "医生诊治"窗体

NOTE

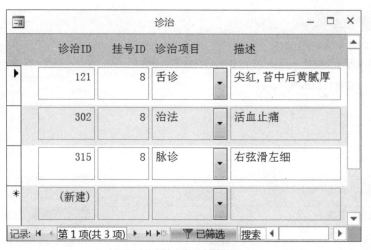

图 4-48 "诊治" 窗体

实例 5 创建作为主页的窗体——导航窗体

【实例说明】

1. 在这个实例中，我们将学习如何使用"导航"工具创建导航窗体，并将其设置为数据库的默认显示窗体。

2. 操作要求：创建一个水平标签导航窗体，将之前实例中创建的窗体组合在一起，如图 4-49 所示。将该导航窗体设置为数据库的默认显示窗体。

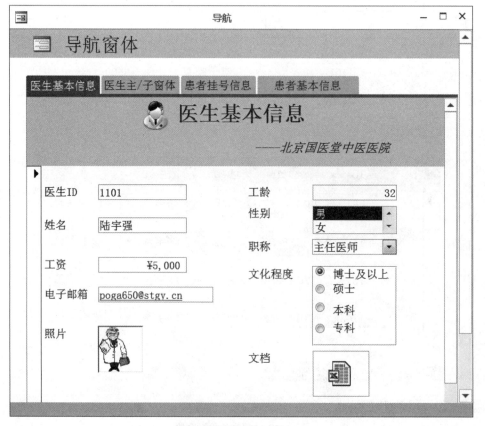

图 4-49 "导航" 窗体

【实现过程】

1. 创建导航窗体　单击"创建"选
项卡 > "窗体"组 > "导航"命令🗔，
在出现的菜单中，选择需要的标签样式：
"水平标签"🗔，系统会自动创建一个包
含"导航"控件的窗体，并以布局视图
显示。如图 4-50 所示。

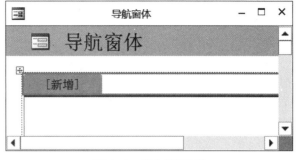

图 4-50　空白导航窗体

2. 添加窗体

（1）在导航窗格中，将需要调用的多个窗体依次拖拽到导航窗体的"新增"按钮上。

（2）编辑导航按钮标题：在将窗体对象拖到导航窗体时，系统会使用窗体的名称作为导航
按钮的标题，若要编辑此标题，双击后便可直接编辑标题文字。

（3）更改导航按钮次序：将导航按钮选中并拖放到适当位置处，即可更改次序。

（4）删除导航按钮：右键单击要删除的导航按钮，在弹出的快捷菜单中选择"删除"
命令。

（5）保存该导航窗体，命名为"导航"。

3. 将导航窗体设置为默认显示窗体　单击 Access "文件" > "选项"命令，在弹出的"Access
选项"对话框中，切换到"当前数据库"项下，如图 4-51 所示。从"应用程序选项"下的
"显示窗体"列表中选择"导航"窗体，将其作为默认显示窗体。

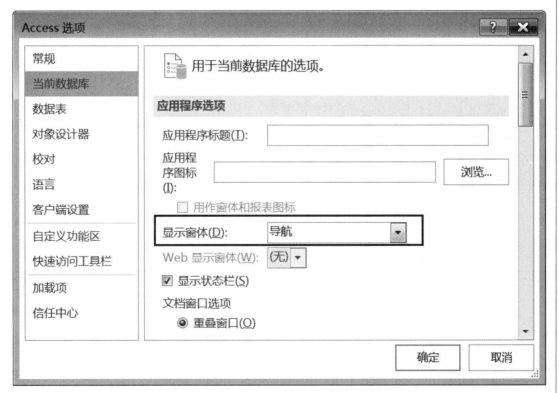

图 4-51　设置默认显示窗体

【知识点】

1. 导航窗体是包含导航控件的窗体，使用它可以轻松地切换到不同的窗体或报表。导航窗

体通常用作数据库的切换面板或主页，一般会被设置为默认的显示窗体。导航窗体中显示被导航窗体内容的区域为"导航子窗体"。

2. 在本实例的基础上还可在导航窗体中增加导航控件，实现多级导航。操作方法：在导航窗体中的布局视图中，选中窗体布局工具 > "设计"选项卡 > "控件"组 > 导航控件，在导航子窗体的上边框处单击，即可插入第 2 级水平导航控件；在导航子窗体的左边框或右边框处单击，即可插入第 2 级垂直导航控件。

【思考与练习】

1. 在布局视图或设计视图下，在"设计"选项卡的"主题"组中，尝试更改窗体的"主题""颜色""字体"。

2. 如何在导航窗体的两个导航按钮之间插入导航到另一窗体的导航按钮？

习　题

一、单选题

1. 窗体是 Access 数据库中的一个对象，下列属于窗体功能的是（　　）。

①输入数据　②编辑数据　③存储数据

④实施参照完整性　⑤设置条件格式　⑥修改字段类型

A.①②③　　　　　　B.①②④　　　　　　C.①②⑤　　　　　　D.①②⑥

2. 下列关于导航窗体叙述正确的选项是（　　）。

A. 该窗体运行后总是保持在系统的最上面

B. 该窗体可通过导航按钮切换导航子窗体中的内容

C. 不关闭该窗体，不能操作其他数据库对象

D. 导航控件只能以水平方向排列

3. 下列关于窗体的几种视图功能，描述正确的是（　　）。

A. 窗体视图是操作数据时的视图，只能通过窗体视图查看窗体运行的结果

B. 布局视图中可以根据实际数据调整列宽，调整控件的位置和宽度，但要求窗体的记录源不能为空

C. 设计视图可以创建、编辑、修改窗体

D. 多项目窗体的表格式效果是通过数据表视图实现的

4. 在 Access 中已建立了"中药表"，其中有可以存放照片的 OLE 对象字段，在使用向导为该表创建窗体时，"照片"字段所使用的控件是（　　）。

A. 图像　　　　　　B. 附件　　　　　　C. 绑定对象框　　　　　　D. 未绑定对象框

5. 在窗体设计视图中，必须包含的部分是（　　）。

A. 主体　　　　　　B. 窗体页眉和页脚　　　C. 页面页眉和页脚　　　D. 以上都是

6. 主窗体和子窗体通常用于显示具有（　　）关系的表或查询的数据。

　　A. 一对一　　　　　B. 一对多　　　　　C. 多对一　　　　　D. 多对多

7. 下面不是窗体的"数据"属性的是（　　）。

　　A. 允许添加　　　　B. 排序依据　　　　C. 记录源　　　　　D. 自动居中

8. 下列选项中，对模式对话框窗体功能描述正确的是（　　）。

　　A. 可以快速生成数据表形式窗体

　　B. 是只读窗体

　　C. 生成的窗体总是保持在最上面，不关闭该窗体，不能对数据库内其他窗体进行操作

　　D. 只能用于显示信息，而不能输入数据

9. 下列关于列表框和组合框叙述正确的是（　　）。

　　A. 组合框的控件向导可实现基于其选定的值查找窗体记录，列表框的控件向导不具有
　　　　此功能

　　B. 列表框中各行内容可以是自行键入的值，而组合框不可以

　　C. 窗体视图中，可以在组合框中输入新值，而列表框不能

　　D. 窗体视图中，在列表框和组合框中均可以输入新值

10. 在窗体设计视图的控件组中，用于显示、输入或编辑窗体的基础记录源数据、显示计算结果的控件的图标是（　　）。

　　A. 　　　　B. 　　　　C. 　　　　D.

11. 下列关于窗体控件功能描述不正确的是（　　）。

　　A. 命令按钮控件可用于如查找记录、打印记录等操作

　　B. "使用控件向导"命令用于打开和关闭控件向导

　　C. 图像控件用于在窗体中插入图表对象

　　D. 绑定对象框用于在窗体或报表上显示 OLE 对象字段内容

12. 在设计如图 4-52 所示的窗体时，由于内容较多无法在一页中显示，为了在窗体上分类显示不同的信息，需要使用的控件是（　　）。

　　A. 选项组　　　　　B. 选项卡　　　　　C. 切换按钮　　　　D. 选项按钮

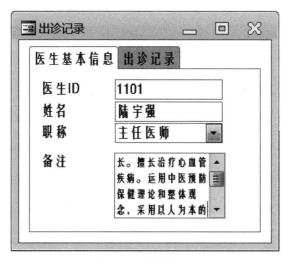

图 4-52　窗体效果

13. 若要求将文本框中输入的文本皆显示为"*"号，则应设置的属性是（   ）。

    A."默认值"属性   B."标题"属性   C."密码"属性   D."输入掩码"属性

14. 为窗体中的命令按钮设置单击鼠标时发生的动作，应设置的属性位于（   ）。

    A.格式选项卡   B.事件选项卡   C.其他选项卡   D.数据选项卡

15. 要改变窗体上文本框控件的数据源，应设置的属性是（   ）。

    A.记录源   B.控件来源   C.筛选查阅   D.默认值

16. 如图 4–53 所示，窗体中工龄为计算型控件。已知该窗体对应的数据源中包含医生编号、参加工作时间、姓名、工资等字段，则下列选项中能够计算医生工龄的表达式是（   ）。

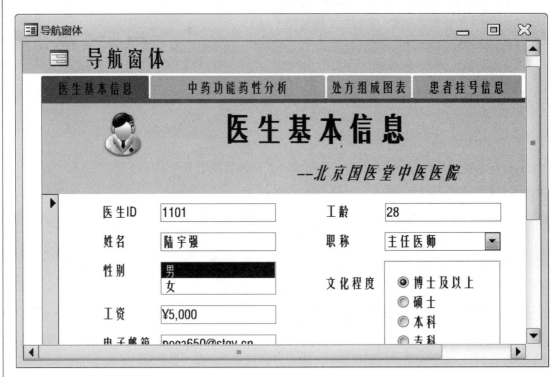

图 4–53   窗体效果

    A. =year(date())–year（［参加工作时间］）

    B. =#year(date())#–#year(参加工作时间)#

    C. =#time(date())#–#time(参加工作时间)#

    D. =time(date())–time（［参加工作时间］）

17. 对图 4–54 所示的四种窗体，描述正确的选项是（   ）。

    A.I 为主子窗体，II 为多项目窗体，III 为数据表窗体，IV 为分割窗体

    B.I 为主子窗体，II 为数据表窗体，III 为多项目窗体，IV 为分割窗体

    C.I 为分割窗体，II 为数据表窗体，III 为多项目窗体，IV 为主子窗体

    D.I 为分割窗体，II 为多项目窗体，III 为数据表窗体，IV 为主子窗体

18. 如图 4–54 所示，在表达式中引用窗体上的控件值，语法格式正确的是（   ）。

    A. Forms!［窗体名］!［控件名］   B. Forms–>［窗体名］–>［控件名］

    C. Forms&［窗体名］&［控件名］   D. Forms%［窗体名］%［控件名］

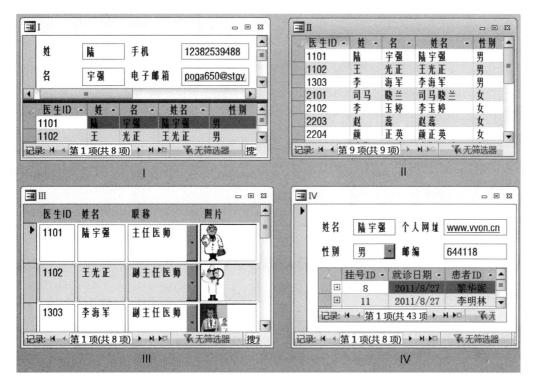

图 4-54 四种窗体

19. 费用清单窗体如图 4-55 所示，其中窗体内标签对应的文本框名称依次为：药名：textYM，单价：textDJ，数量：textSL，备注：textBZ。当药品结算时，如果药品数量超过 5 盒，则显示如图 I 所示。如果药品数量未超过 5 盒，则显示如图 II 所示。下列选项中，文本框 textBZ 的控件来源书写正确的是（　　）。

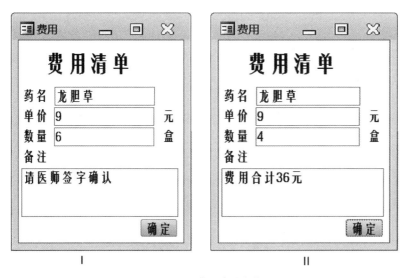

图 4-55 费用清单窗体

A. =IIf([textSL]>5,"请医师签字确认"," 费用合计 "+[textDJ]*[textSL]+" 元 ")

B. =IIf([textSL]>5,"请医师签字确认"," 费用合计 +[textDJ]*[textSL]+元 ")

C. =IIf([textSL]>5,"请医师签字确认"," 费用合计 &[textDJ]*[textSL]&元 ")

D. =IIf([textSL]>5,"请医师签字确认"," 费用合计 "&[textDJ]*[textSL]&" 元 ")

二、填空题

1. 在（   ）视图中可以根据实际数据调整和修改窗体设计。

2.（   ）可以同时提供数据的窗体视图和数据表视图，将两个视图连接到同一数据源，并且总是相互保持同步。

3. 窗体由 5 个部分组成，每个部分称为一个（   ）。

4. 窗体的设计视图是由窗体页眉、页面页眉、（   ）、页面页脚、窗体页脚 5 部分组成。

5. 窗体的数据来源可以是表或查询或（   ）。

6. Access 提供的控件有绑定控件、未绑定控件和（   ）控件。

7. 设计窗体时，图标■的控件名称为（   ）。

8. 在 Access 数据库中，如果窗体上输入的数据可以从表或查询中的字段中选取，或者取自某固定列表的数据，或由用户输入，可以使用（   ）控件来完成。

9. 能够唯一标识某一控件的属性是（   ）。

10. 在计算控件中，每个表达式前都要加上（   ）。

三、操作题

说明：本章操作题使用"第 4 章窗体 \3 习题练习 \ 教学－练习 .accdb"数据库；答案参见"第 4 章窗体 \4 习题答案 \ 教学－答案 .accdb"数据库。

1. 分析"教学－练习"数据库中各表间的关系，完成下列操作。

（1）创建一个如图 4-56 所示的"学生信息"窗体。

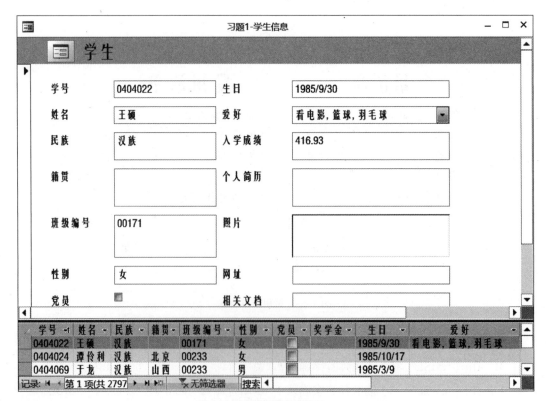

图 4-56 "学生信息"窗体

（2）创建一个如图 4-57 所示的"学生成绩"主 / 子窗体。

（3）创建一个如图 4-58 所示的"导航窗体"，将以上 2 个窗体依次加入到导航窗体中，并将其设置为数据库默认显示窗体。

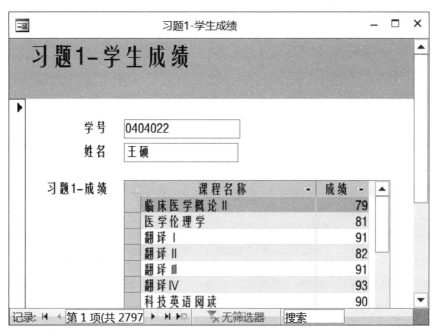

图 4-57　"学生成绩"窗体

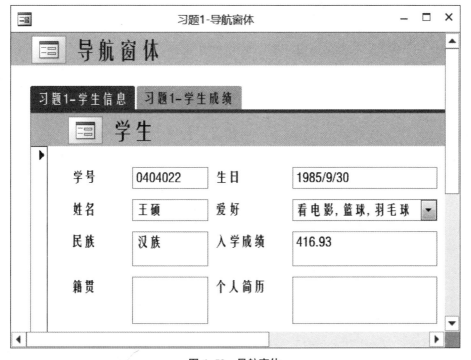

图 4-58　导航窗体

2. 创建如图 4-59 所示的由两页组成的"课程情况"窗体，要求如下：

（1）第一页标签为：所有课程信息，用来显示课程信息。

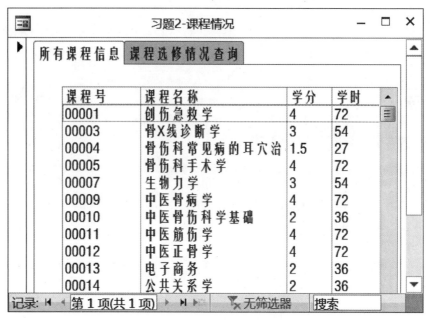

图 4-59　"课程情况"窗体第一页

（2）创建如图 4-60 所示的第二页窗体，标签为：课程选修情况查询。在选择院系和课程后，单击"查询"按钮，显示所选院系、所选课程历年的授课情况。

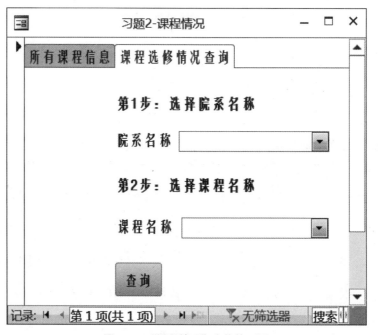

图 4-60　"课程情况"窗体第二页

3. 创建一个如图 4-61 所示的"学生基本信息"窗体，要求如下：

（1）顶部显示"学生基本信息"窗体文字信息，设置格式为：黑体，28 号，黑色文字。文字左侧为 logo，图片位置：第 4 章窗体 \3 习题练习 \logo.jpg。

（2）窗体中"性别"字段使用列表框；"民族"字段使用组合框，选项为："汉族""回族""满族""壮族""朝鲜族""蒙古族"；计算学生的年龄。

（3）在窗体下部添加按钮"下一项记录""前一项记录""添加记录""删除记录"。

（4）为窗体添加背景图片，图片位置："第 4 章窗体 \3 习题练习 \ 背景 .jpg"，图片充满整个窗体。

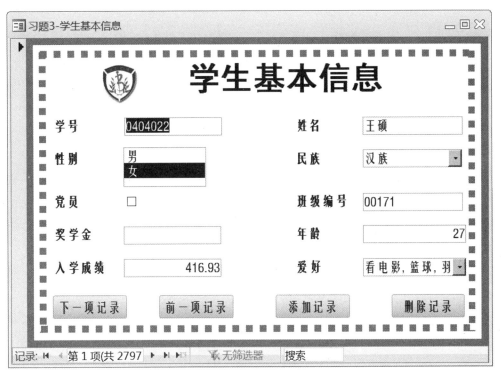

图 4-61 "学生基本信息"窗体

第5章 报 表

报表是 Access 中继表、查询、窗体之后另一个十分重要的数据库对象。可以使用报表来查看数据、完成分组统计、以格式化的形式打印输出。

本章将通过 4 个实例介绍创建不同类型报表的方法，包括表格式报表、纵栏式报表、分组报表、标签报表、主子报表和多列报表。

本章介绍的自 Access2007 以来的新功能为报表的布局视图；介绍的中医药典型应用为使用主子报表和多列报表打印中医门诊处方。

本章实例、习题等练习文件及答案位于"实例与习题\第 5 章 报表"文件夹中。

实例 1 编辑医生基本信息报表——布局视图和设计视图

【实例说明】

1. 在这个实例中，我们将学习如何利用布局视图和设计视图编辑报表，在报表中添加日期和时间、页码及背景图片。

2. 操作要求：以"第 5 章报表\1 实例练习\中医门诊 – 练习"数据库中的"Tbl 医生"表为记录源，创建包含"医生 ID""姓名""性别""职称""电子邮箱"五个字段的"医生基本信息"表格式报表。要求添加标题信息"医生基本信息"；插入日期和时间；插入页码；为报表添加"第 5 章报表\1 实例练习\背景图片 .gif"的图片，平铺显示，如图 5–1 所示。

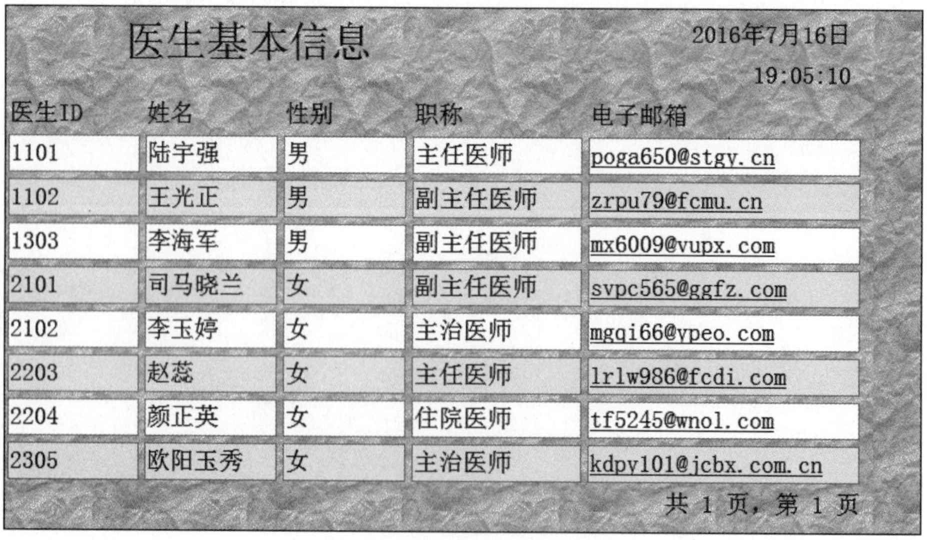

医生ID	姓名	性别	职称	电子邮箱
			医生基本信息	2016年7月16日 19:05:10
1101	陆宇强	男	主任医师	poga650@stgy.cn
1102	王光正	男	副主任医师	zrpu79@fcmu.cn
1303	李海军	男	副主任医师	mx6009@vupx.com
2101	司马晓兰	女	副主任医师	svpc565@ggfz.com
2102	李玉婷	女	主治医师	mgqi66@ypeo.com
2203	赵蕊	女	主任医师	lrlw986@fcdi.com
2204	颜正英	女	住院医师	tf5245@wnol.com
2305	欧阳玉秀	女	主治医师	kdpy101@jcbx.com.cn

共 1 页，第 1 页

图 5–1 "医生基本信息"报表

NOTE

【实现过程】

1. 打开"中医门诊 – 练习"数据库，单击"创建"选项卡 > "报表"组 > "空报表"命令，打开报表的布局视图，点击"字段列表"窗格中的"显示所有表"命令，单击"Tbl 医生"表前面的"+"，将显示该表的全部字段。双击"医生 ID""姓名""性别""职称""电子邮箱"五个字段，将它们添加到报表布局视图中，如图 5-2 所示。

医生ID	姓名	性别	职称	电子邮箱
1101	陆宇强	男	主任医师	poga650@stgy.cn
1102	王光正	男	副主任医师	zrpu79@fcmu.cn
1303	李海军	男	副主任医师	mx6009@vupx.com
2101	司马晓兰	女	副主任医师	svpc565@ggfz.com
2102	李玉婷	女	主治医师	mgqi66@ypeo.com
2203	赵蕊	女	主任医师	lrlw986@fcdi.com
2204	颜正英	女	住院医师	tf5245@wnol.com
2305	欧阳玉秀	女	主治医师	kdpy101@jcbx.com.cn

图 5-2　报表布局视图

2. 单击"报表布局工具" > "设计"选项卡 > "页眉 / 页脚"组 > "标题"命令，在布局视图中添加标题标签对象，输入标题信息"医生基本信息"，如图 5-3 所示。

医生基本信息

医生ID	姓名	性别	职称	电子邮箱
1101	陆宇强	男	主任医师	poga650@stgy.cn
1102	王光正	男	副主任医师	zrpu79@fcmu.cn
1303	李海军	男	副主任医师	mx6009@vupx.com
2101	司马晓兰	女	副主任医师	svpc565@ggfz.com
2102	李玉婷	女	主治医师	mgqi66@ypeo.com
2203	赵蕊	女	主任医师	lrlw986@fcdi.com
2204	颜正英	女	住院医师	tf5245@wnol.com
2305	欧阳玉秀	女	主治医师	kdpy101@jcbx.com.cn

图 5-3　添加标题信息

3. 单击"报表布局工具" > "设计"选项卡 > "页眉 / 页脚"组 > "日期和时间"命令，将弹出"日期和时间"对话框，可以根据需要设置日期和时间的显示格式，设置结果如图 5-4 所示，单击"确定"按钮，将在布局视图的右上角插入显示日期和时间的文本框。

4. 单击"报表布局工具" > "设计"选项卡 > "页眉 / 页脚"组 > "页码"命令，将弹出"页码"对话框，可以根据需要选择页码显示的格式、位置和对齐方式，设置结果如图 5-5 所示，单击"确定"按钮，将在布局视图的右下角插入显示页码的文本框，结果如图 5-6 所示。

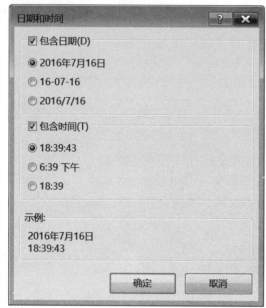

图 5-4　日期和时间对话框

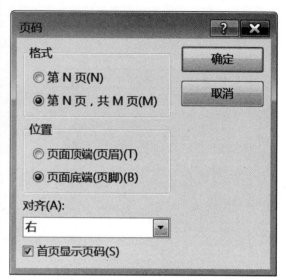

图 5-5　页码对话框

医生基本信息				2016年7月16日 18:49:06
医生ID	姓名	性别	职称	电子邮箱
1101	陆宇强	男	主任医师	poga650@stgy.cn
1102	王光正	男	副主任医师	zrpu79@fcmu.cn
1303	李海军	男	副主任医师	mx6009@vupx.com
2101	司马晓兰	女	副主任医师	svpc565@ggfz.com
2102	李玉婷	女	主治医师	mgqi66@ypeo.com
2203	赵蕊	女	主任医师	lrlw986@fcdi.com
2204	颜正英	女	住院医师	tf5245@wnol.com
2305	欧阳玉秀	女	主治医师	kdpy101@jcbx.com.cn

共 1 页，第 1 页

图 5-6　添加日期、时间、页码

5. 单击"报表布局工具">"设计"选项卡>"工具"组>"属性表"命令，打开"属性表"窗格，在"所选内容的类型"组合框中选择"报表"，在"属性表"窗格的"格式"选项卡中为报表添加背景图案，将"图片"属性设置为本章文件夹中的"1 实例练习 \ 背景图片.gif"，将"图片平铺"属性设置为"是"，如图 5-7 所示。

6. 切换到报表设计视图，查看报表的各节内容，如图 5-8 所示，点击"保存"按钮，将报表保存为"医生基本信息"。

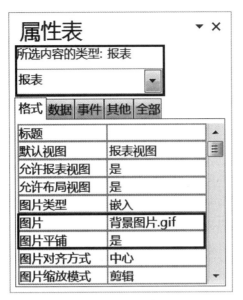

图 5-7 报表属性表窗格

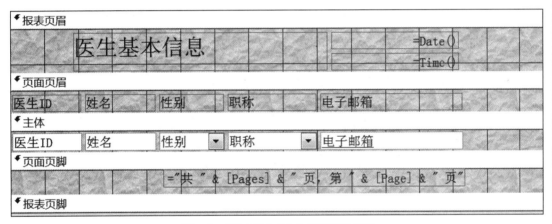

图 5-8 "医生基本信息"报表设计视图

【知识点】

1. 添加或删除报表页眉、页脚和页面页眉、页脚 添加或删除报表页眉、页脚和页面页眉、页脚的方法与在窗体中的操作相同。在设计视图中，通过右键快捷菜单可以添加或删除报表页眉、页脚和页面页眉、页脚，但是需要注意页眉和页脚只能作为一对同时添加或删除，如果不想显示页眉或页脚，可以将不需要的节的"可见"属性设为"否"，或者删除该节的所有控件，然后将节的"高度"属性设置为 0。

2. 添加页码 Access 提供了［Page］和［Pages］两个内置变量，［Page］代表当前页码，［Pages］代表总页数。表达式示例参见表 5-1，这里假设某报表共有 6 页，当前显示的为第 3 页。

表 5-1 表达式示例及结果

表达式	结果
=［Page］	3
="Page" & ［Page］	Page3
=" 第 " & ［Page］ & " 页 "	第 3 页

续表

表达式	结果
= [Page] & "/" & [Pages]	3/6
="第" & [Page] & "页, 共" & [Pages] & "页"	第3页, 共6页

3. 报表的布局　报表布局常用的有表格式布局和堆积式布局两种, 与在窗体中的用法相同。表格式布局通常会跨越报表的两个节, 控件标签往往位于页面页眉节中, 表格式布局通常创建表格式报表; 而在堆积式布局中, 各个控件沿垂直方向进行排列, 每个控件的左侧都有一个标签, 堆积式布局通常创建纵栏式报表。

4. 报表的视图　Access 为报表提供了四种视图, 分别是: 报表视图、打印预览、布局视图和设计视图。其中, 报表视图是显示数据的视图, 可以执行各种数据的筛选和查看; 打印预览视图用来预先查看数据的分页打印输出效果; 布局视图的界面和报表视图几乎一样, 但是布局视图允许在浏览数据时更改设计, 如可以改变控件的位置和大小, 还可以删除不需要的控件, 设置控件的属性, 添加控件 (但控件种类少于设计视图); 设计视图用来设计和修改报表的结构, 添加、删除所有控件, 设置控件的各种属性。

5. "空报表"命令的用法　"创建"选项卡 > "报表"组 > "空报表"命令提供了在布局视图中快速创建报表的方法, 可以利用"字段列表"窗格, 将所需字段拖到报表的布局视图中。同时, Access 将创建一个 SQL 语句并将其存储在报表的"记录源"属性中。

【思考与练习】

1. 以"中医门诊 – 练习"数据库中的"Tbl 患者"表为记录源, 在设计视图中使用"堆积"和"表格"命令分别创建包含"患者 ID""姓名""性别"和"生日"四个字段的"患者信息"纵栏式报表和"患者信息"表格式报表。

2. 比较布局视图、报表视图、设计视图的区别。

3. 在插入页码时, "对齐"项选择为"内"或"外", 分析页码表达式的作用。

实例 2　制作医生信息分组报表——记录分组与统计

【实例说明】

1. 在这个实例中, 我们将学习如何利用报表向导和设计视图创建分组报表。学习如何利用"分组、排序和汇总"窗格对记录进行分组和排序, 并对数据进行统计计算。

2. 操作要求: 以"中医门诊 – 练习"数据库中的"Tbl 医生"表为记录源, 先利用报表向导创建包含"姓名""性别""工资"和"职称"四个字段的"医生信息"报表, 按"职称"字段分组显示记录, 每组记录按"姓名"字段升序排序, 布局选择"递阶", 纸张方向设置为"纵向"; 再利用设计视图计算每组记录的平均工资, 并为每组记录添加序号, 如图 5-9 所示。

医生信息			
职称	姓名	性别	工资
副主任医师			
	1　李海军	男	¥4,000
	2　司马晓兰	女	¥4,000
	3　王光正	男	¥3,500
	平均工资		¥3,833
主任医师			
	1　陆宇强	男	¥5,000
	2　赵蕊	女	¥5,500
	平均工资		¥5,250

图 5-9　"医生信息"报表

【实现过程】

1. 打开"中医门诊 – 练习"数据库，单击"创建"选项卡 >"报表"组 >"报表向导"命令，Access 将弹出报表向导对话框，在报表记录源下拉列表框中选择"Tbl 医生"表，添加"姓名""性别""工资"和"职称"四个字段作为选定字段，如图 5-10 所示。

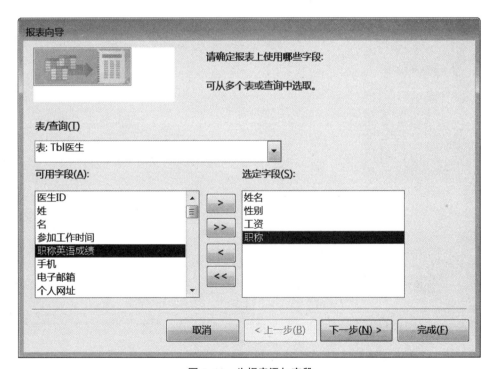

图 5-10　为报表添加字段

2. 单击"下一步"按钮，弹出对话框如图 5-11 所示，添加"职称"字段作为分组字段。

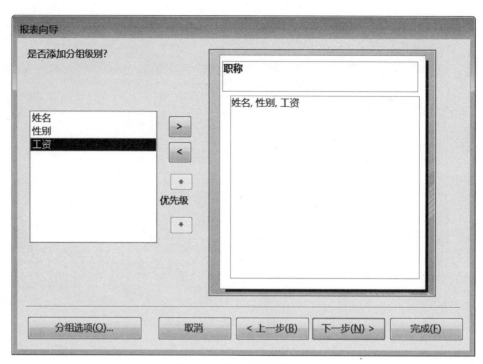

图 5-11　添加分组级别字段

3. 单击"下一步"按钮，弹出对话框如图 5-12 所示，设置"姓名"字段升序排列。

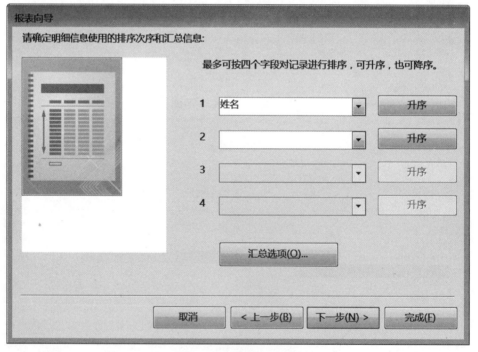

图 5-12　设置排序字段

4. 单击"下一步"按钮，弹出对话框如图 5-13 所示，设置报表的布局方式为"递阶"，纸张方向设置为"纵向"。

5. 单击"下一步"按钮，弹出对话框如图 5-14 所示，为报表指定标题"医生信息"，选择"修改报表设计"选项。

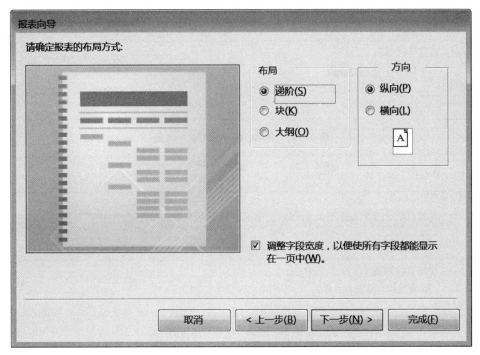

图 5-13 设置报表布局方式

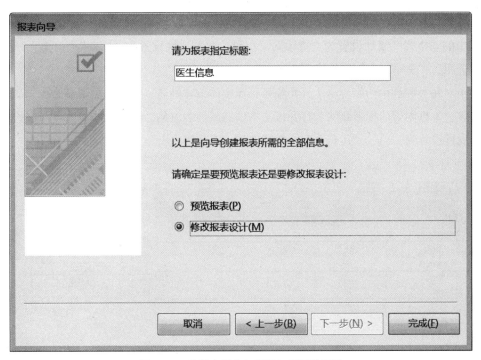

图 5-14 为报表指定标题并打开设计视图

6. 单击"完成"按钮,进入报表设计视图。

(1)单击"报表设计工具">"设计"选项卡>"分组和汇总"组>"分组和排序"命令,在设计视图的下方打开"分组、排序和汇总"窗格。

(2)显示"职称"组页脚:点击"分组、排序和汇总"窗格中"职称"分组首行的"更多",如图 5-15 所示。

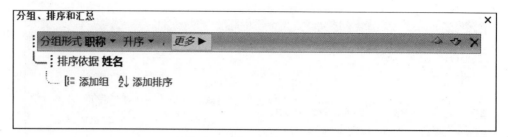

图 5-15   "分组、排序和汇总"窗格

单击"无页脚节"选项右侧的下拉箭头，并选择"有页脚节"，如图 5-16 所示。

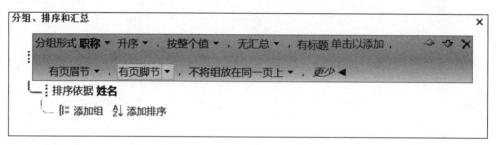

图 5-16   显示"职称"组页脚

（3）在"职称"组页脚中，统计不同职称医生的平均工资：在组页脚节中，添加"文本框"控件，将其附带的标签的"格式"选项卡中的"标题"属性设置为"平均工资"；将该文本框"数据"选项卡中的"控件来源"属性设置为"=Avg([工资])"，文本框属性表中"格式"选项卡中的"格式"属性设置为"货币"，"小数位数"属性设置为"0"，"边框样式"属性设置为"透明"，"文本对齐"属性设置为"左"。

（4）对每类职称中的医生从 1 开始编号：在主体节"姓名"文本框左侧添加"文本框"控件，将该文本框附带的标签删除，打开该文本框的属性表窗格，将"数据"选项卡中的"控件来源"属性设置为"=1"，"运行总和"属性选择"工作组之上"。如图 5-17 所示。

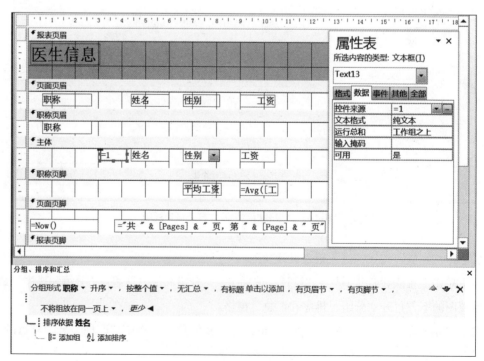

图 5-17   在报表中进行分组计算

（5）点击"保存"按钮，切换到报表视图，查看数据输出。

【知识点】

1. 报表的设计视图 在 Access 中，报表同窗体一样是按节来设计的，完整报表的设计视图由报表页眉、页面页眉、组页眉、主体、组页脚、页面页脚和报表页脚七个部分组成。每个部分的作用见表 5-2。

表 5-2 报表设计视图组成

节名称	作用
报表页眉	报表页眉此节的内容只在报表开头显示一次。报表页眉通常用于显示出现在封面上的信息，如徽标、标题，报表页眉显示在第一页页面页眉的前面
页面页眉	此节显示在报表每页的顶部，通常使用页面页眉在每页顶部显示字段标题信息
组页眉	此节显示在每个记录组的开头。使用组页眉可显示组名。例如，在按职称分组的报表中，使用组页眉可以显示职称名称
主体	此节是包含报表数据的主体部分，用于放置组成报表主体的控件，对于记录源中的每一条记录，都会显示一次此节内容。所有报表都必须有主体节
组页脚	此节显示在每个记录组的末尾。通常使用组页脚显示每组记录的汇总信息。一个报表的设计视图中可有多级组页眉和组页脚，具体取决于分组级数
页面页脚	此节显示在每页报表底部。使用页面页脚可显示页码或每页信息
报表页脚	此节只在报表结尾显示一次，使用报表页脚可显示整个报表的汇总信息。报表页脚显示在最后一页的主体之后、页面页脚之前

2. 分组显示数据 在报表中可以按某个字段分组显示数据，把同类的数据显示在同一组下，这样将方便对同组数据的查看，同时还可以对每个组中的数据进行统计计算。

3. "运行总和"属性 运行总和属性仅适用于报表中的文本框，可在报表中对记录或记录组进行逐个求和。运行总和属性有 3 种取值：

（1）不 是属性的默认值，文本框将显示控件来源属性中设置的值。

（2）工作组之上 将对同一个分组中该文本框内的值逐个累加，当遇到下一个分组时重新开始。

（3）全部之上 将对同一个级别中该文本框的值逐个累加，求和计算进行到报表结束为止。

例如，要对分组报表主体节中的记录进行编号，可以将文本框的"控件来源"属性设为"=1"，将运行"总和属性"设为"工作组之上"，完成每组从 1 开始的编号；或将"运行总和"属性设为"全部之上"，对报表中所有记录从 1 开始依次编号。

【思考与练习】

1. 分析报表与窗体设计视图结构的异同。

2. 以"Tbl 中药"表为记录源，创建"中药功能分类"报表，要求按"功能类别"字段分组显示记录，每组记录按"药名"字段升序排列，统计每组记录的中药数量，并为每组内记录从 1 开始编号，如图 5-18 所示。

NOTE

中药功能分类				
	药名	药味	药性	归经
安神药				
1	柏子仁	甘	平	归心、肾、大肠经
2	磁石	咸	寒	归心、肝、肾经
3	合欢皮	甘	平	归心、肝经
4	龙骨	甘、涩	平	归心、肝、肾经
5	首乌藤	甘	平	归心、肝经
6	酸枣仁	甘、酸	平	归心、肝、胆经
7	远志	苦、辛	温	归心、肾、肺经

中药数量为：7

图 5-18 "中药功能分类"报表

3. 使用报表向导以"Tbl 患者"表为记录源创建包含"患者 ID""姓名""性别"和"生日"四个字段的"患者信息"分组报表，要求按"出生年份""性别"字段二级分组，组内记录按"生日"字段降序排列。在布局视图或设计视图中查看报表的结构，并将"性别"改为第 1 级分组、将"出生年份"改为第 2 级分组，再完成各级分组后的人数统计。分组层级的调整需要删除原有分组再重建吗？

实例 3 制作"医生证"标签报表——多列报表

【实例说明】

1. 在这个实例中，我们将学习如何利用标签向导和设计视图创建标签报表和多列报表。

2. 操作要求：以"Tbl 医生"表为记录源，创建包含"医生 ID""姓名""职称"三个字段的"医生证"报表，如图 5-19 所示。

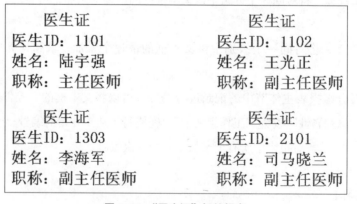

图 5-19 "医生证"标签报表

【实现过程】

1. 首先单击选中"Tbl 医生"表，然后单击"创建"选项卡 >"报表"组 >"标签"命令，Access 将弹出标签向导对话框，如图 5-20 所示，选择型号为 J8671 的标签：尺寸为

46mm×30mm，一行显示两个标签。如果向导提供的标签列表中没有适合的，也可以根据需要单击"自定义"按钮设置标签。

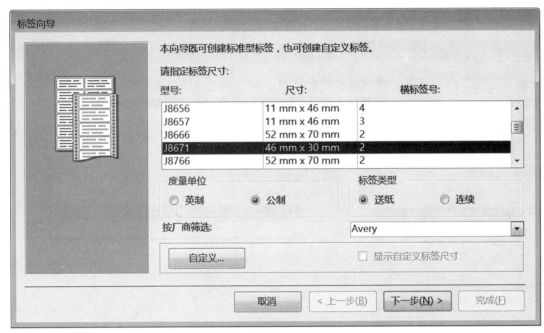

图 5-20　选择标签类型

2.单击"下一步"按钮，弹出对话框如图 5-21 所示，设置标签上显示文字的字体和颜色等，这里字体设置为"宋体"，字号设置为"18"，其余选项保持默认值。

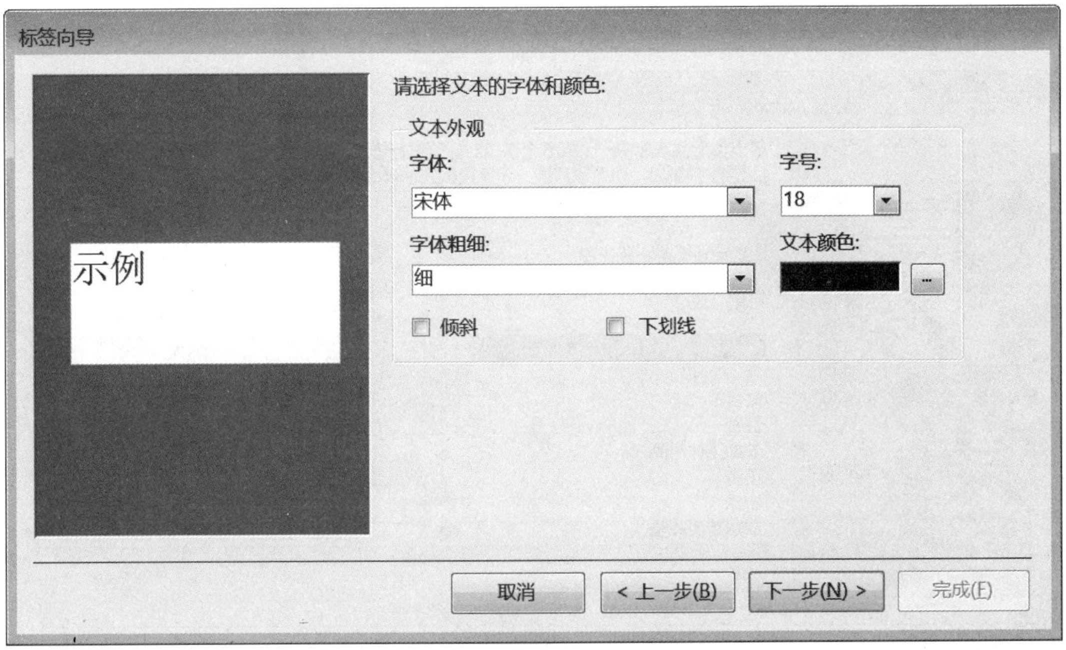

图 5-21　设置标签文本字体和颜色

3.单击"下一步"按钮，弹出对话框如图 5-22 所示，设置标签显示内容，可以从左侧的可用字段列表框中选择要显示的字段，也可以直接输入所需的文字。在第一行输入"医生证"；

第二行输入"医生 ID："，然后双击字段列表中的"医生 ID"字段；第三行输入"姓名："，然后双击字段列表中的"姓名"字段；在第四行输入"职称："，然后双击字段列表中的"职称"字段。

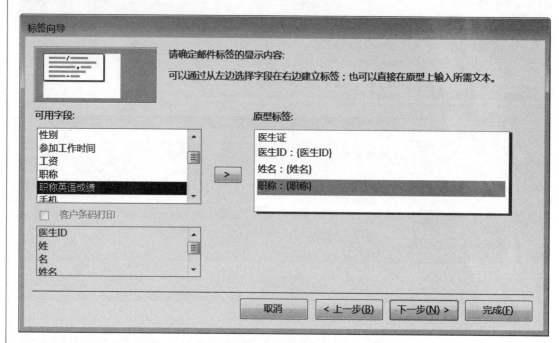

图 5-22　设置标签内容

4. 单击"下一步"按钮，弹出对话框如图 5-23 所示，设置排序字段，这里选择按"医生 ID"字段升序显示标签报表中的数据。

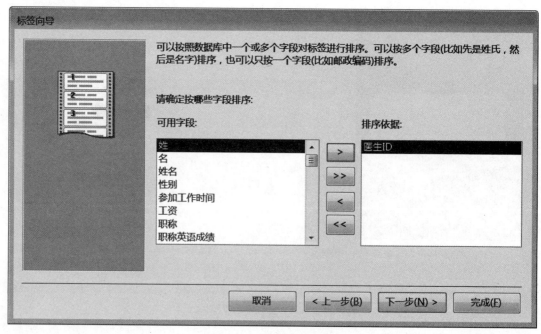

图 5-23　设置排序字段

5. 单击"下一步"按钮，弹出对话框如图 5-24 所示，为标签报表指定名称"医生证"，最后单击"完成"按钮，同时以打印预览视图的方式打开报表，查看效果。

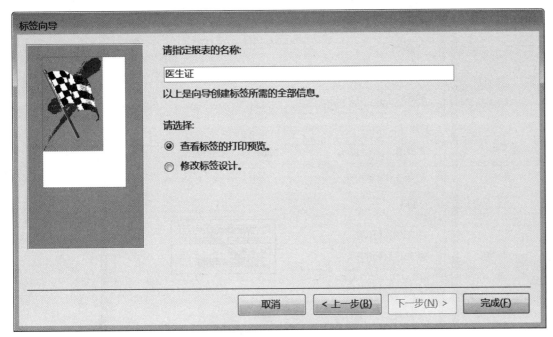

图 5-24 为标签报表指定名称

6. 切换到设计视图，如图 5-25 所示，在其中可以对创建的标签报表进行修改。

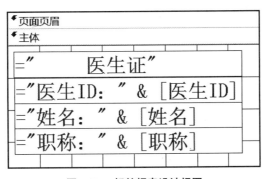

图 5-25 标签报表设计视图

7. 单击"报表设计工具" > "页面设置"选项卡 > "页面布局"组 > "列"命令，将打开页面设置对话框，如图 5-26 所示，在列选项卡中可以通过设置列数、列尺寸与列布局创建多列报表，本例中的标签报表向导依据选择的标签类型，自动完成了相关设置。

【知识点】

1. 标签报表　标签报表是报表的一种特殊形式，可以将记录源中的某些字段中的数据提取出来，用来打印名片、书签、信封、邀请函、价格标签等。

2. 多列报表　多列报表可以将一个页面中的数据分多列打印输出，可使用"页面设置"选项卡 > "页面布局"组 > "列"命令进行设置。查看多列报表的效果必须切换到打印预览视图。

NOTE

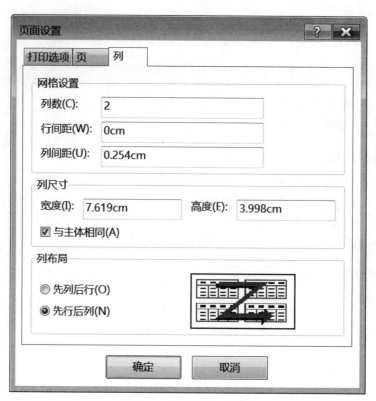

图 5-26　页面设置对话框

【思考与练习】

1. 如果需要在本实例创建的医生证上显示医生的照片，如何实现？

2. 基于挂号 ID 为 11 的处方，创建报表"Rpt 处方组成"，如图 5-27 所示，每行 3 列，每列格式为"药名（炮制方法）剂量　煎煮方法"，以打印预览的方式查看最终效果。

砂仁　6g 后下	车前子　10g 包	柴胡　5g
甘草　6g	生姜　3片	菊花　10g
防风　10g	葛根　15g	黄连　3g
黄芩　10g	蒲公英　15g	牛膝　6g
薏苡仁　20g	干姜　3g	陈皮　6g
木香　3g	香附　10g	丹参　15g
半夏　10g	钩藤　6g 后下	白术（炒）　15g
黄柏　15g		

图 5-27　"Rpt 处方组成"报表

NOTE

【扩展资料】

在实际工作中，标签报表有很强的实用性。例如，图书管理标签，将打印好的标签直接贴在图书的扉页上作为图书编号；设备物品标签，将标签贴在设备物品上来标识设备等。在打印标签报表时，可以使用带有背胶的专用打印纸，这样就可以将打印好的标签报表直接贴在相应的物件上。

实例 4　打印门诊处方——多列报表与子报表的综合应用

【实例说明】

1.在这个实例中，我们将学习如何利用"子窗体／子报表"控件在设计视图中创建主子报表。

2.操作要求：以"中医门诊"数据库中的"Tbl 患者"表、"Tbl 挂号"表、"Tbl 医生"表、"Tbl 诊治"表、"Tbl 处方组成"表和"Tbl 中药"表为记录源，创建"Rpt 中医门诊处方"主子报表，如图 5-28 所示。

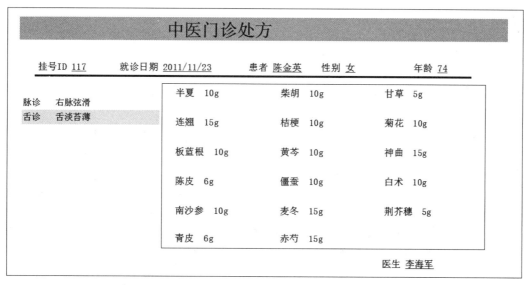

图 5-28　"Rpt 中医门诊处方"主子报表

【实现过程】

1.以"Tbl 诊治"表为记录源创建"Rpt 诊治 sub"报表，主体中包含"诊治项目"和"描述"2 个字段，设计视图如图 5-29 所示，报表视图如图 5-30 所示。

图 5-29　"Rpt 诊治 sub"报表设计视图

B超	左肾错构瘤
白细胞	11-7-6 $16.43×10^9 \backslash$ L；中性84.8%； 11-07-07 ESR81（0-15）
红细胞	45/L
既往史	11-6-9，窦性心 动过缓，轻度st 段改变，西医植 物神经功能紊乱

图 5-30　"Rpt 诊治 sub"报表的报表视图

2. 以"Tbl 处方组成"表和"Tbl 中药"表为记录源创建"Qry 处方组成"查询，包含"挂号 ID"和"饮片"字段，"饮片"字段为计算字段，用于显示处方中每味中药的药名、剂量、炮制、煎煮方法等信息，对应的表达式为"饮片：[药名]& IIf(IsNull([中药制法]),"","("&[中药制法]& ")") & "" &[剂量]&[剂量单位]& "" &[中药煎煮法]"，设计视图如图 5-31 所示。

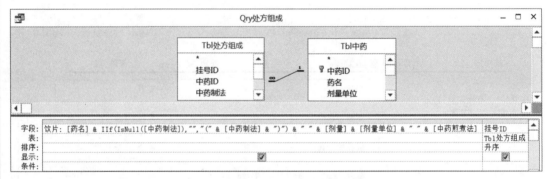

图 5-31　"Qry 处方组成"查询设计视图

3. 以"Qry 处方组成"查询为记录源创建"Rpt 处方组成 sub"报表，主体节中只包含"饮片"字段，设计视图如图 5-32 所示。

4. 单击"报表设计工具"＞"页面设置"选项卡＞"页面布局"组＞"列"命令，打开页面设置对话框，将"列数"设置为 3，再切换到打印预览视图，效果如图 5-33 所示。

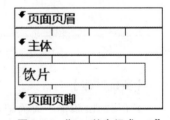

图 5-32　"Rpt 处方组成 sub"报表设计视图

5. 以"Tbl 患者"表、"Tbl 挂号"表和"Tbl 医生"表为记录源创建"Qry 门诊"查询，设计视图如图 5-34 所示。

6. 以"Qry 门诊"查询为记录源，创建"Rpt 中医门诊处方"报表，添加"挂号 ID""就诊日期""患者""性别""年龄"和"医生"六个字段到设计视图的主体节区。单击"报表设计工具"＞"设计"选项卡＞"控件"组＞"子窗体／子报表"命令，在主体节中使用左键拖拽添加"子窗体／子报表"控件对象，将弹出子报表向导对话框，如图 5-35 所示，选择"使用现有的报表和窗体"选项，单击"Rpt 诊治 sub"报表作为子报表的源对象。

前胡	20g 后下	百合	10g	白茅根(生)	10g
红花	10g	白鲜皮	10g	甘草	3g
百合	10g	麻黄	9g	桂枝	6g
苦杏仁	6g	柏子仁	10g	阿胶	10g

图 5-33 "Rpt 处方组成 sub" 报表的打印预览视图

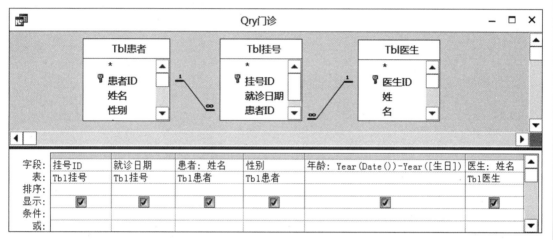

图 5-34 "Qry 门诊" 查询设计视图

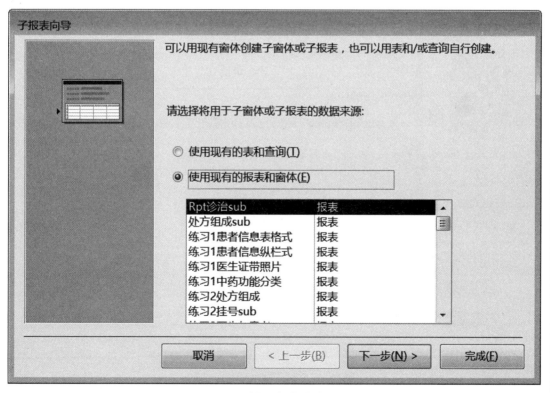

图 5-35 选择子报表的数据来源

7. 单击"下一步"按钮，弹出对话框如图 5-36 所示，在该对话框中使用默认设置。

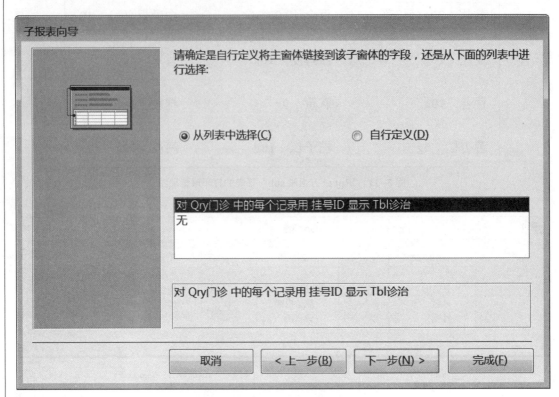

图 5-36 设置将主窗体链接到子窗体的字段

8. 单击"下一步"按钮，弹出对话框如图 5-37 所示，在该对话框中设置子报表的名称，单击"完成"按钮。

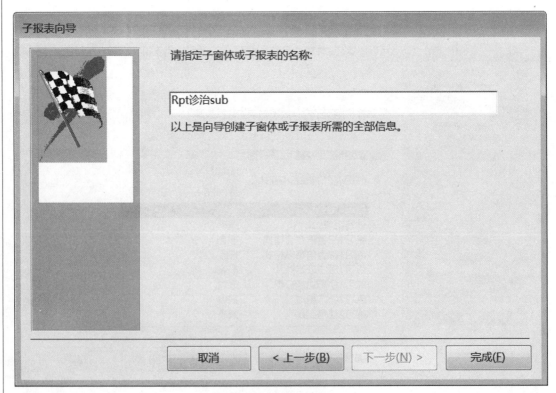

图 5-37 设置子报表名称

9. 与添加"Rpt 诊治 sub"子报表的方法相似，继续添加"Rpt 处方组成 sub"子报表。

10. "Rpt 中医门诊处方"报表的设计视图如图 5-38 所示。

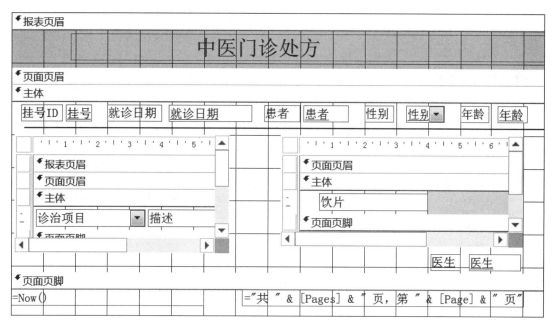

图 5-38 "Rpt 中医门诊处方"报表设计视图

11. 点击"保存"按钮，将主报表保存为"Rpt 中医门诊处方"，切换到打印预览视图查看数据输出。

【知识点】

1. 主子报表 当需要处理 2 个或者 2 个以上并列的一对多关系、或者局部数据需要分列显示时，需使用子报表实现。如果只显示 1 个一对多的关系或级联的一对多关系，则使用分组报表更合适。

2. 创建报表的工具 见表 5-3。

表 5-3 创建报表的五种方法

按钮图像	工具	使用说明
	报表	创建简单的表格式报表，其中包含在导航窗格中选择的记录源中的所有字段
	报表向导	显示一个多步骤向导，允许指定字段、分组、排序级别和布局选项
	空报表	在布局视图中打开一个空报表，并显示出字段列表窗格。当字段从字段列表拖到报表中时，Access 将创建 SQL 语句并将其存储在报表的记录源属性中
	报表设计	在设计视图中打开一个空报表，可完成报表的全部设计
	标签	显示标签向导，允许选择标准或自定义标签、要显示哪些字段以及希望这些字段采用的排序方式

3. 报表的分类 在 Access 中，可以创建以下几种类型的报表：表格式报表、纵栏式报表、分组报表、标签报表、主子报表和多列报表。

4. 窗体和报表的对比 窗体可以为用户提供交互友好、界面美观的数据输入、编辑和显示界面，同时利用窗体可以将整个应用程序组织起来，在窗体中可以打开表、查询、窗体、报表等数据库对象，因而形成一个完整的应用系统；报表主要是一个数据输出对象，以格式化的形式显示或打印输出数据。与窗体相比，报表具有分组计算、多列显示、文本框"运行总和"属性等特有功能。在导航窗体中可将报表像窗体那样作为导航目标，以报表视图的方式显示在导航窗体中。

【思考与练习】

1. 创建主子报表时，对主报表的记录源和子报表的记录源是否有要求？

2. 以"Tbl 医生"表和"Tbl 挂号"表为记录源，创建"医生与患者"主子报表，如图 5-39 所示。

医生与患者

医生ID	姓名				职称
1101	陆宇强				主任医师

挂号ID	就诊日期	患者	挂号ID	就诊日期	患者
8	2011/8/27	黎华妮	11	2011/8/27	李明林
15	2011/9/1	先佑颖	17	2011/9/3	李明林
20	2011/9/3	黎华妮	21	2011/9/8	先佑颖

图 5-39 "医生与患者"主子报表

习 题

一、单选题

1. 以下关于报表和窗体的叙述正确的是（　　）。

    A. 窗体只能输出数据，报表能输入和输出数据

    B. 窗体能输入、输出数据，报表只能输出数据

    C. 报表和窗体都可以输入和输出数据

    D. 以上说法都错误

2. 不是报表的组成部分的是（　　）。

    A. 报表页眉　　　　B. 报表页脚　　　　C. 主体　　　　　　D. 报表设计器

3. 如果希望在打印报表时，在每页底部显示页码，则设计时应将其置于（　　）。

    A. 报表页眉　　　　B. 报表页脚　　　　C. 页面页眉　　　　D. 页面页脚

4. 报表的设计视图的页面页脚节中有一个文本框控件，该控件的控件来源属性设置为 =［page］& "页/" &［pages］& "页"，该报表共 6 页，则打印预览报表时第 1 页报表的页码输出为（　　）。

    A. 1 页 /6 页　　　　B. 1 页，6 页　　　　C. 第 1 页，共 6 页　　D. 1/6 页

5. 在报表中添加文本框对象以显示当前系统日期和时间，则应将文本框的控件来源属性设

置为（　　）。

  A. =Year()   B. =Date()   C. =Now()   D. =Time()

  6. 报表的记录源可以基于下列哪种（　　）。

  A. 数据表   B. 查询   C. SQL 语句   D. 以上都对

  7. 下列选项中，对于图 5-40 中报表样式描述正确的是（　　）。

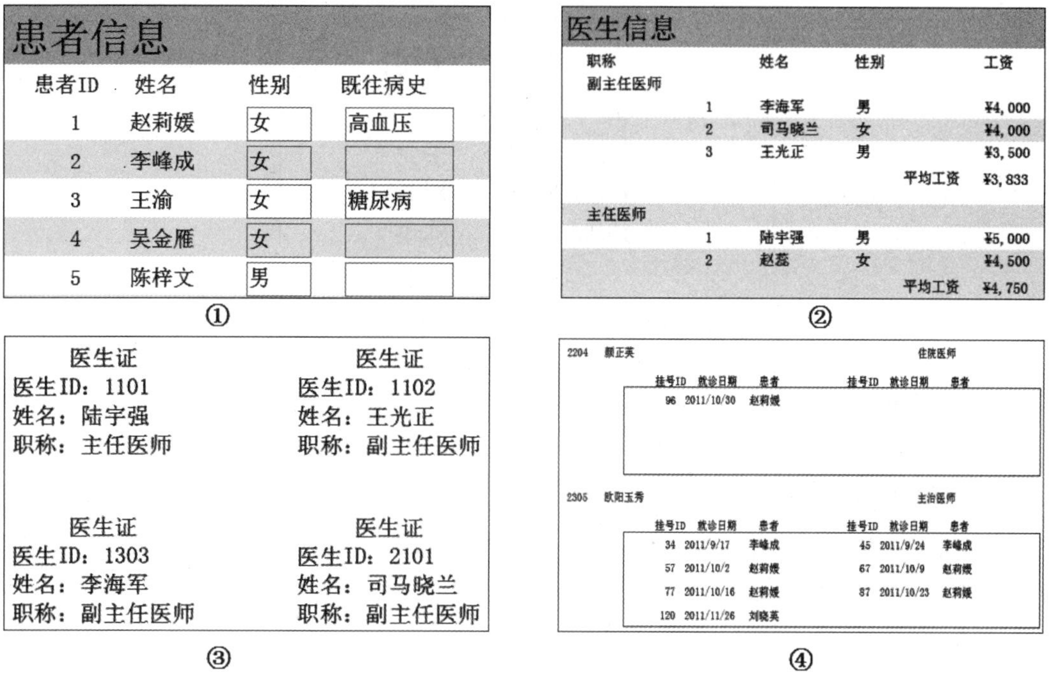

图 5-40　报表样式

  A. ①为标签报表 ②为分组报表 ③为表格式报表 ④为主子报表

  B. ①为表格式报表 ②为分组报表 ③为标签报表 ④为主子报表

  C. ①为多列报表 ②为分组报表 ③为标签报表 ④为主子报表

  D. ①为表格式报表 ②为主子报表 ③为分组报表 ④为标签报表

  8. 如果表 1 与表 2、表 1 与表 3 都存在一对多的关系，创建一个报表，要求报表同时包含表 1、表 2、表 3 的数据，那么应选用（　　）。

  A. 分组报表来实现   B. 主子报表来实现

  C. 子报表和分组报表都可以实现 D. 多列报表来实现

  9. 基于"学生表"的报表中一个文本框控件，其控件来源属性为"=count(*)"，关于该文本框说法正确的是（　　）。

  A. 处于不同分组级别的节中，计算结果不同

  B. 其值为报表记录源的记录总数

  C. 可将其放在页面页脚以显示当前页显示的学生数

  D. 只能存在于分组报表中

  10. 报表的一个文本框控件来源属性为"=IIf(([Page] Mod 2=0)," 页 " & [Page],"")"，下面说法正确的是（　　）。

  A. 显示奇数页页码 B. 显示偶数页页码 C. 显示当前页码 D. 以上说法都不对

11. 图 5-41 所示的报表用来统计各月份出生的学生人数。要得出图中的"2 月""3 月"字样（通过文本框显示），那么在文本框的"控件来源"中表达式正确的是（   ）。

出生日期	姓名
2 月	
1985-2-13	王硕
1985-2-17	谭伶利
	人数： 2
3 月	
1985-3-19	于龙
1985-3-20	杜芳
1985-3-20	陈琳
	人数： 3

图 5-41   各月份出生的学生人数

A. =Month(［出生日期］)&" 月 "   B. =Now(［出生日期］)&" 月 "

C. =Date(［出生日期］)&" 月 "   D. =Year(［出生日期］)&" 月 "

12. 制作银行存折格式的报表如图 5-42 所示，表中有"日期""金额"（存款为正数，支出为负数）字段，创建报表实现"余额"（第一行到当前行的金额总和）的功能。"余额"文本框属性设置中"控件来源"和"运行总和"设置正确的是（   ）。

日期	金额	余额
2012-4-1	￥1,500.00	1500
2012-4-3	￥-500.00	1000
2012-4-19	￥1,000.00	2000

图 5-42   银行存折报表

A. "控件来源"设置为"=［金额］"，"运行总和"设置为"全部之上"

B. "控件来源"设置为"=［余额］"，"运行总和"设置为"工作组之上"

C. "控件来源"设置为"=［余额］"，"运行总和"设置为"全部之上"

D. "控件来源"设置为"=［金额］"，"运行总和"设置为"不"

二、填空题

1. 完整报表由报表页眉、报表页脚、页面页眉、页面页脚、主体、（   ）和组页脚 7 个部分组成。

2. 若内容只需输出在报表的第一页顶部开始处，则该内容应该放在设计视图的（   ）节。

3. （   ）视图可查看多列报表的效果。

4. 可在导航窗体中将报表像窗体一样作为导航目标，以（   ）视图的方式显示在导航窗体中。

三、操作题

说明：本章练习使用"第 5 章报表\3 习题练习\教学管理 – 练习"数据库；答案参见"第 5 章报表\4 习题答案\教学管理 – 答案 .accdb"数据库。

1.创建并美化报表，报表效果如图 5-43 所示，要求如下：

（1）报表背景图片为练习文件夹中的"背景 .jpg"。

（2）标题为"学生基本信息报表"，文字为红色、隶书、28 号。

（3）页面右上角显示当前日期和时间。

（4）页面底部页码的格式为"共 N 页，第 N 页"。

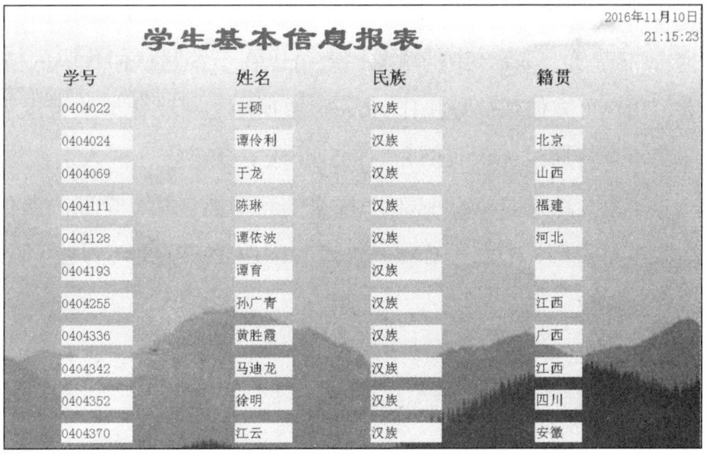

2.在"教学管理"数据库中创建名为"学生成绩"的报表，如图 5-44 所示。要求如下：

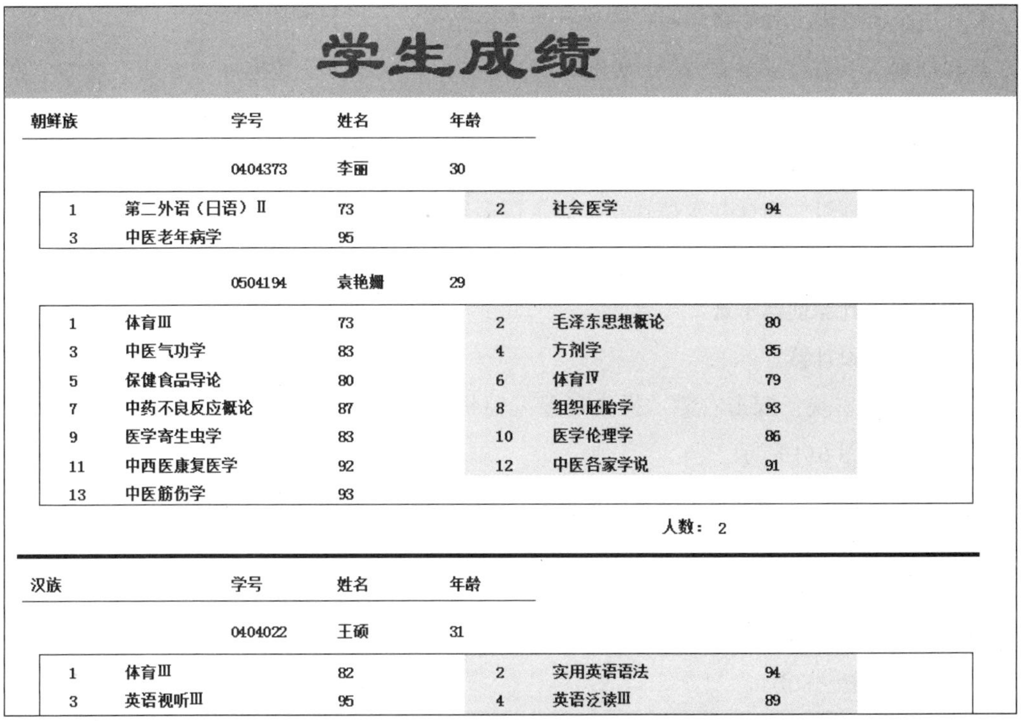

图 5-43　学生基本信息报表

图 5-44　学生成绩报表

（1）按"民族"进行分组，按学号的升序进行排列。

（2）统计每个民族的学生人数。

（3）将该学生的考试课程以及成绩显示在该学生的个人信息之下，课程名称前显示从 1 开始的编号，成绩分两列显示。

NOTE

第6章 宏

"宏"是 Access 中的对象，宏可以在不编写任何代码的情况下，实现一些编程功能。通过宏，用户可方便快捷地操作 Access 数据库，自动化地执行重复的任务。

本章将通过 4 个实例介绍创建子宏、条件宏、嵌入宏的方法，以及宏的运行方式。

本章介绍的自 Access2007 以来的新功能包括：全新的条件宏等。

本章实例、习题等练习文件及答案位于"实例与习题 \ 第 6 章 宏"文件夹中。

实例 1 模块化的宏组——子宏的创建和调用

【实例说明】

1. 在这个实例中，我们将学习在宏设计器中创建子宏，以及调用子宏的方法。

2. 操作要求：在"第 6 章 宏 \ 1 实例练习 \ 中医门诊 – 练习"数据库中，建立名为"就诊流程"的宏，包含 2 个子宏，功能如下：

（1）以只读模式打开"医生信息"窗体以便浏览信息。

（2）打开"挂号"窗体并定位在新记录上以便添加挂号信息。

【实现过程】

1. 使用宏设计器创建子宏

（1）打开宏设计器。

（2）添加子宏块：双击右侧"操作目录"窗格 >"程序流程" >"Submacro"操作命令，添加子宏块，如图 6–1 所示。

（3）为子宏命名：将子宏名称框中的默认名称"Sub1"修改为"医生信息"。

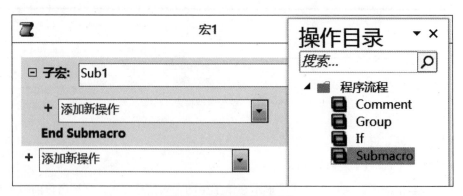

图 6–1 向宏中添加子宏块

（4）为子宏添加操作：在子宏块的"添加新操作"组合框中选择"OpenForm"实现打开"医生信息"窗体的操作，并设置参数，数据模式：只读，其余参数默认，如图 6-2 所示。

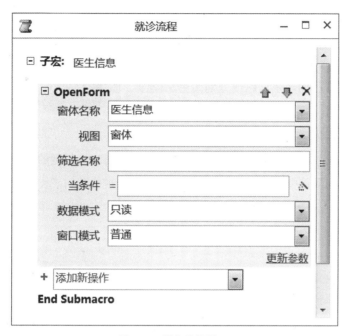

图 6-2　子宏的设置

（5）用上述方法再添加一个子宏块，将子宏名称修改为"挂号"，在子宏块的"添加新操作"组合框中先选择"OpenForm"实现打开"挂号"窗体的操作，再选择"GoToRecord"，参数设置如图 6-3 所示。

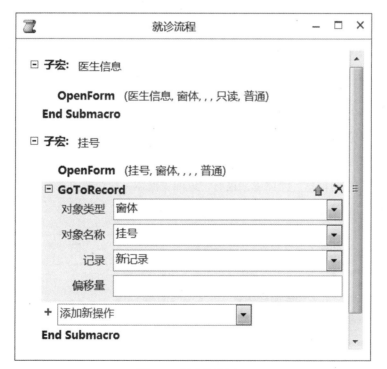

图 6-3　子宏的设置

（6）保存，宏对象名称为"就诊流程"。

2. 运行子宏　通过名称直接运行：单击"数据库工具"选项卡 >"宏"组 >"运行宏"按

钮，在"执行宏"对话框的组合框中选择"就诊流程．挂号"子宏，如图 6-4 所示，单击"确定"按钮。

【知识点】

1. 子宏   在宏中由 Submacro 创建，可包含一组操作。一个宏中包含多个子宏，有助于更方便地管理。子宏必须定义自己的名字，以便分别调用。包含子宏的宏也称为宏组。

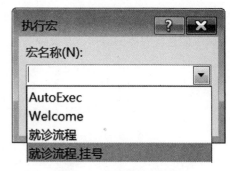

图 6-4   通过名称执行宏

子宏的调用形式为：宏名．子宏名。

2. 宏操作的复制   可以复制和粘贴现有宏操作，粘贴时，被复制的宏操作将会插入到当前选定的操作之下；如果选中了某个块，则这些宏操作将会被粘贴到该块的内部。

【思考与练习】

1. 简述子宏与宏组的关系。

2. 建立宏组"中药信息"，要求如下：

（1）子宏 1"中药来源"，其功能为：关闭当前激活的窗口，以数据表视图打开参数查询"中药来源"。

（2）子宏 2"中药功能"，其功能为：关闭当前激活的窗口，以打印预览视图打开报表"中药功能分类"。

实例 2   简单的就诊管理系统——用户界面事件运行独立宏

【实例说明】

1. 在这个实例中，我们将学习通过事件调用独立宏的方法。

2. 在实例 1 中创建的"就诊流程"宏组，包含"医生信息"和"挂号"两个子宏。在已提供的"就诊流程"窗体中，有"医生信息""挂号""返回主窗体"3 个命令按钮。如图 6-5 所示。在已提供的"中药信息"窗体中，也有"返回主窗体"命令按钮。在已提供的"返回主窗体"宏中包含"CloseWindow"和"OpenForm"2 个操作。

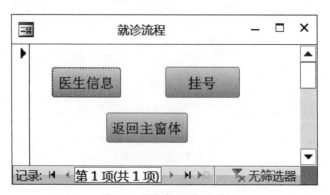

图 6-5   "就诊流程"窗体

3. 操作要求：在"就诊流程"窗体中，单击"医生信息"按钮，调用"医生信息"子宏；单击"挂号"按钮，调用"挂号"子宏；单击"返回主窗体"按钮，调用"返回主窗体"宏。在"中药信息"窗体中，单击"返回主窗体"命令按钮也调用"返回主窗体"宏。

【实现过程】

1. 将宏指定到命令按钮的"单击"事件属性

（1）在"就诊流程"窗体设计视图中，双击"医生信息"按钮打开"属性表"窗口，单击"事件"选项卡，在其"单击"事件属性框的下拉列表中选择"就诊流程.医生信息"子宏，如图 6-6 所示。

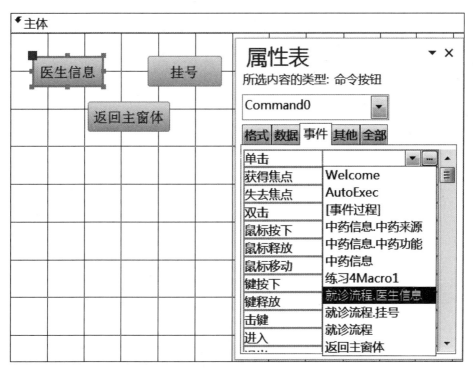

图 6-6　将子宏指定到控件事件属性

（2）重复上述操作，将"挂号"按钮的"单击"事件指定为"就诊流程.挂号"子宏。

（3）选择"返回主窗体"按钮，将按钮的单击事件指定为"返回主窗体"宏。

（4）在设计视图中打开"中药信息"窗体，选择"返回主窗体"按钮，将按钮的单击事件指定为"返回主窗体"宏。

2. 通过事件调用宏　运行窗体，单击各按钮后即可执行宏或宏组中相应的子宏。

【知识点】

1. 事件　事件是指对象所能辨识或检测的动作，当动作发生于某一个对象时，其相对的事件便会被触发，如单击鼠标、打开窗体、打印报表、数据的更改或记录的添加等。事件被触发后执行的内容，可以是宏或事件过程。

在 Access 中，不同的对象可触发不同的事件，例如：

当打开窗体时，可依次发生的事件：打开（Open）→加载（Load）→调整大小（Resize）→激活（Activate）→成为当前（Current）；关闭窗体时，可依次发生的事件：卸载（Unload）→停用（Deactivate）→关闭（Close）。

当改变某个控件的数据并把焦点移动到其他控件时，发生的事件顺序为：更新前（BeforeUpdate）→更新后（AfterUpdate）→退出（Exit）→失去焦点（LostFocus）。

2. 常用的 Access 窗体、报表事件 见表 6-1。

表 6-1 常用的窗体、报表事件

事件	名称	发生时间
BeforeUpdate	更新前	窗体的记录内容被更改，当用户试图移动记录指针或执行保存记录时发生
AfterUpdate	更新后	发生在窗体的记录的数据被更新之后
Current	成为当前	发生在窗体第一次打开，以及焦点从一条记录移到另一条记录时，它在重新查询窗体的数据来源时发生
Delete	删除	发生在记录被实际删除之前
Open	打开	发生在打开窗体或报表时，但第一条记录尚未显示时
Load	加载	发生在窗体、报表已经打开并且显示记录时
Resize	调整大小	窗体大小有变化时发生
Unload	卸载	发生在将被关闭的窗体从屏幕上消失之前
Close	关闭	发生在窗体、报表被关闭并且从屏幕上消失时
Activate	激活	发生在窗体或报表获得焦点并且变成活动窗口时
Deactivate	停用	发生在窗体、报表失去焦点时
Click	单击	发生于用户在窗体或报表上单击鼠标按钮时
DblClick	双击	发生在用户双击窗体或报表的空白区域、窗体或报表上不可用的控件或记录选定器时
Timer	计时器触发	当到达计时器间隔指定时间时发生。"计时器间隔"属性决定 Timer 事件产生的频率（以毫秒为单位）

3. 用户界面对象的事件 用户界面对象的事件以属性的方式存在于窗体、报表、控件中，以窗体为例，窗体的"属性表"窗格的"事件"选项卡列出了其能够响应的事件属性，如图 6-7 所示。

4. 事件调用与宏 利用"事件"选项卡将已存在的宏指定到窗体、报表或控件的事件属性上，通过事件调用是宏的一种运行方式。

【思考与练习】

1. 某个事件属性中被指定的独立宏和宏组中的子宏能否再被其他对象调用？

2. 在"中药信息"窗体上创建两个命令按钮分别将"实例 1"的"思考与练习"中"中药信息"宏组的两个子宏指定到按钮的单击事件中。

【扩展资料】

1. 窗体、报表的其他事件 见表 6-2。

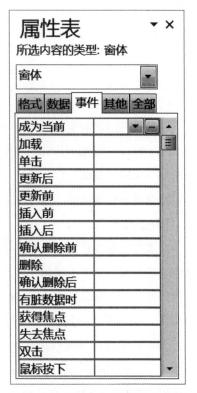

图 6-7 窗体属性表"事件"选项卡

表 6-2　与窗体、报表有关的其他事件

事件	名称	发生时间
MouseDown	鼠标按下	发生在用户单击窗体或报表的空白区域、窗体或报表上不可用的控件或记录选定器时，但发生在 Click 事件之前
MouseMove	鼠标移动	发生在用户在窗体或报表的空白区域、窗体或报表上不可用的控件或记录选定器上移动鼠标时
MouseUp	鼠标释放	发生在用户松开鼠标键时，在 Click 事件之前
KeyDown	键按下	发生在窗体或报表有焦点并在键盘上按下任意键时
KeyUp	键释放	发生在窗体或报表有焦点并释放一个按下的键时
KeyPress	击键	发生在窗体或报表有焦点，用户按下和松开一个键时
Error	出错	发生在窗体或报表中出现错误时
Filter	筛选	发生在用户进行筛选操作时
ApplyFilter	应用筛选	发生在用户选择"应用筛选／排序""按选择筛选"或者"删除筛选／排序"选项时

2. 节和控件事件　节和控件也有鼠标事件，这些事件包括 Click、DbClick、MouseDown、MouseMove 和 MouseUp。

3. 与控件有关的其他事件　见表 6-3。

表 6-3　与控件有关的其他事件

事件	名称	发生时间	响应控件
BeforeUpdate	更新前	发生在更新控件的数据发生改变之前	文本框、选项组、组合框、列表框以及绑定对象框等
AfterUpdate	更新后	发生在更新控件的数据改变之后	文本框、选项组、组合框、列表框以及绑定对象框等
Change	更改	发生在控件中的数据改变时	用于文本框和组合框
NotInList	不在列表中	发生在向组合框中输入一个值，而这个值在组合框的列表中没有时	用于组合框。要触发这一事件，必须将"限于列表"属性设为 True
GotFocus	获得焦点	发生在焦点移动到控件上时	用于文本框、切换按钮、选项按钮、复选框、组合框、列表框和命令按钮等
LostFocus	失去焦点	发生在焦点从控件上移走时	用于文本框、切换按钮、选项按钮、复选框、组合框、列表框和命令按钮等
Enter	进入	发生在焦点从一个控件转移到另一个控件以及 GotFocus 之前	用于文本框、选项组、组合框、列表框、命令按钮和子窗体等
Exit	退出	发生在 LostFocus 事件之前	用于文本框、选项组、组合框、列表框、命令按钮和子窗体等

当焦点移到控件上时将会发生的事件顺序为：Enter → GotFocus。

焦点离开控件时发生的事件顺序为：Exit → LostFocus。

NOTE

实例 3　登录验证——条件宏的创建

【实例说明】

1. 在这个实例中，我们将学习在宏设计器中使用 If 块创建条件宏的方法。

2. 操作要求：创建一个名为"条件宏"的宏，运行该宏时：

（1）对用户所输入的密码进行验证，只有输入的密码为"123456"时才能弹出消息框并打开"医生信息"窗体。

（2）输入其他信息时，在文本框中提示用户输入的密码错误。

（3）用户界面如图 6-8 所示。

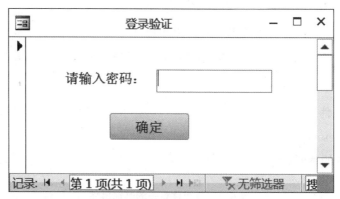

图 6-8　"登录验证"窗体

【实现过程】

1. 创建窗体　创建"登录验证"窗体，添加一个名称为"text0"的文本框和一个标题属性为"确定"的命令按钮。

2. 使用宏设计器创建条件宏

（1）打开宏设计器。

（2）向宏添加 If 块：单击窗口中"添加新操作"组合框，输入"If"操作命令，添加 If 块，如图 6-9 所示。

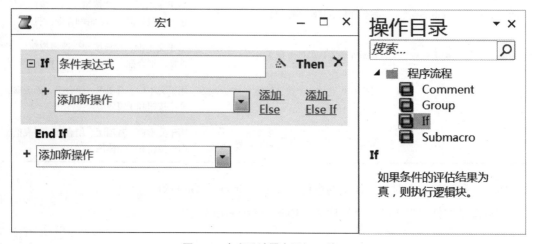

图 6-9　在宏设计器中添加 If 块

（3）在 If 块的"条件表达式"文本框中输入条件：[text0]="123456"，或单击其右侧的生成器按钮，打开"表达式生成器"生成条件表达式，如图 6-10 所示。

（4）在 If 块中添加条件为真时执行的操作序列："MessageBox"，设置参数；添加"OpenForm"操作以打开"医生信息"窗体，如图 6-10 所示。

（5）向宏添加 Else 块：单击 If 块右下角的"添加 Else"链接。

（6）在 Else 块添加条件为假时执行的操作：设置控件属性的"SetProperty"操作命令，设置参数："控件名称"为"text0"（文本框的名称）；"属性"通过下拉列表选择"值"；"值"为"密码错误，请重新输入"。

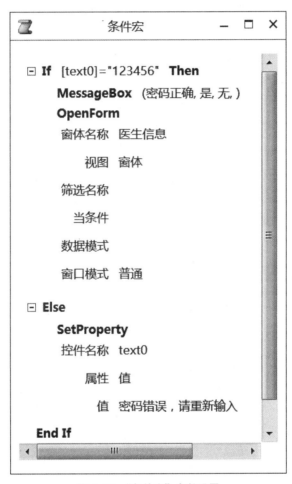

图 6-10 "条件宏"参数设置

（7）保存宏：命名为"条件宏"。

（8）将"登录验证"窗体中的命令按钮的"单击"事件指定为"条件宏"。

【知识点】

1. 条件宏 通常宏是按顺序从第一个宏操作依次往下执行，但在某些情况下，要求宏能按照给定的条件进行判断来决定是否执行某些操作。条件是一个计算结果为 True/False 的表达式，使用 If 操作通过设置条件来控制宏的流程，使宏具有逻辑判断能力。条件为真时执行 If 块的操作序列，条件为假时执行 Else 块的操作序列，Else 块是可选项。可以使用 Else 和 Else If 块来扩展 If 块；If 块中还可以嵌套 If 块。

2. 独立宏的运行

（1）直接运行：①在导航窗格双击宏对象运行。②在宏的设计视图运行：点击宏工具"设计"选项卡 > "工具"组 > "运行"按钮。如图 6-11 所示。③点击"数据库工具"选项卡 > "运行宏"按钮，在"执行宏"对话框中选择或键入已建立的宏的名称。④打开数据库时自动运行 AutoExec 宏。

（2）通过响应窗体、报表或控件的事件运行。

（3）在另一个宏中通过"RunMacro"操作命令调用。

3. 子宏的运行

（1）通过"执行宏"对话框运行。

（2）通过响应窗体、报表或控件的事件运行。

（3）在另一个宏中通过"RunMacro"操作命令调用。

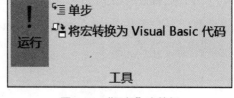

图 6-11　"运行"宏按钮

通常情况下直接运行宏只是进行测试，测试无误后可附加到对象中对事件作出响应或在另一个宏中调用。

【思考与练习】

1. 宏中的操作命令是否只能依次执行？一个 If 块中是否只能添加一个操作序列？

2. 在"中医门诊"数据库中，创建一个"练习2打印患者处方宏"，在已有的"练习2打印患者处方窗体"中，单击命令按钮运行该宏时，实现如下功能：如果在患者组合框选择了患者的信息，就以打印预览视图打开报表"中医门诊处方"，显示该患者的处方（报表"中医门诊处方"的数据源使用参数查询"处方查询"）；否则弹出消息框，提示"请先选择患者"。窗体如图 6-12 所示。

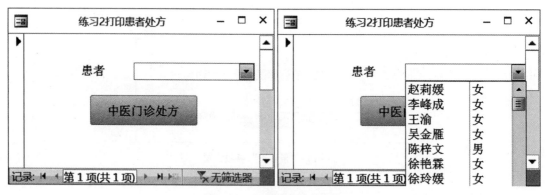

图 6-12　打印患者处方窗体

实例 4　弹出患者就诊信息窗体——嵌入宏的创建和运行

【实例说明】

1. 在这个实例中，我们将学习在窗体、报表、控件的事件属性中创建、编辑嵌入宏，以及运行嵌入宏的方法。

2. 操作要求：在"患者"数据表窗体中创建嵌入宏，以实现当单击数据表窗体上的某患者"姓名"时，打开"就诊信息"窗体以显示该患者的就诊信息，如图 6-13 所示。

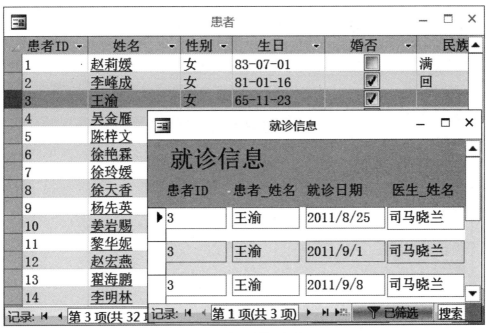

图 6-13　嵌入宏的运行结果

【实现过程】

1. 使用宏设计器创建嵌入宏

（1）通过事件属性打开宏设计器：在设计视图（或布局视图）中打开"患者"窗体，选择"姓名"文本框，打开其属性表，单击"格式"选项卡，将"是超链接"属性设为"是"，如图 6-14 所示。

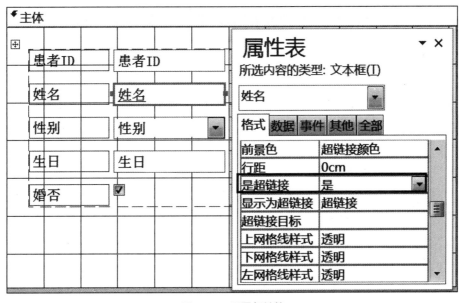

图 6-14　设置超链接

（2）点击"事件"选项卡 >"单击"事件 >"生成器"按钮，在打开的"选择生成器"对话框中选择"宏生成器"，如图 6-15 所示，然后单击"确定"按钮，打开宏设计器。

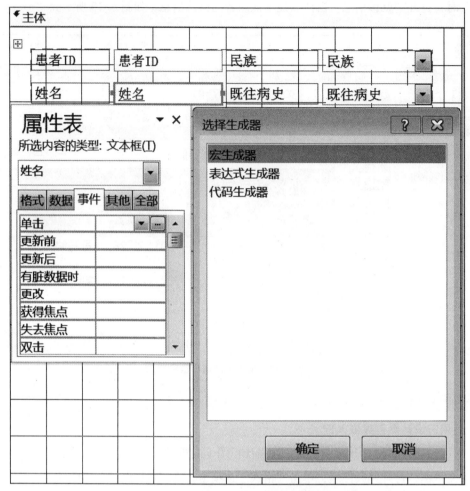

图 6-15　通过事件属性打开宏设计器

（3）在宏设计器中添加操作：添加"OpenForm"操作打开"就诊信息"窗体，并使用当前的"患者 ID"值作为"就诊信息"窗体记录的筛选条件，参数设置如图 6-16 所示。

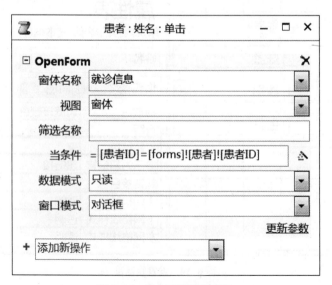

图 6-16　嵌入宏的设计窗口

（4）保存宏：关闭宏设计窗口，弹出保存对话框，单击"是"按钮，如图 6-17 所示，完成"嵌入的宏"创建。"属性表"窗格如图 6-18 所示，表明嵌入宏已创建完成。

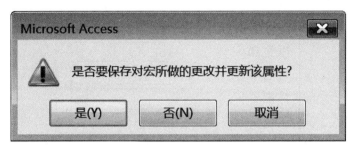

图 6-17 嵌入宏保存对话框

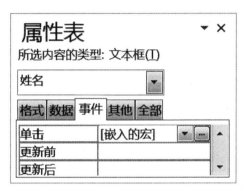

图 6-18 含嵌入宏的事件

2. 编辑嵌入宏 在如图 6-18 所示的属性表中，单击"[嵌入的宏]"旁的"生成器"按钮，可再次打开宏设计器编辑嵌入宏。

3. 通过事件触发运行嵌入宏 在数据表视图或窗体视图中打开"患者"窗体，然后单击某患者的"姓名"，即可运行该嵌入宏。

【知识点】

"嵌入的宏"：也称"嵌入宏"，是嵌入在对象的事件属性中的宏。

嵌入宏存储在窗体、报表或控件的事件属性中，使宏作为一个事件属性直接附加在对象上，不作为独立对象显示在导航窗格中，是所嵌入的对象的一部分，只能被所附加的事件调用。

嵌入宏使数据库更易于管理，在每次复制、导入或导出窗体或报表时，嵌入的宏像其他属性一样随附于对象中。

嵌入宏的运行：响应窗体、报表或控件中发生的事件运行；在宏的设计视图中，可单击运行按钮运行。

【思考与练习】

1. 嵌入宏与独立宏的存在方式及运行方式有何不同？

2. 宏设计器在创建独立宏与嵌入宏时其设计视图的标题有何不同？

3. 在"医生信息 input"窗体中，使用"选项组"控件给"职称"字段输入医生职称的文字信息，当单击选项组的选项时，"职称"文本框的值为相应的汉字职称信息（提示：职称文本框绑定到"职称"字段，选项组为非结合型）。通过嵌入宏实现上述功能。效果如图 6-19 所示。

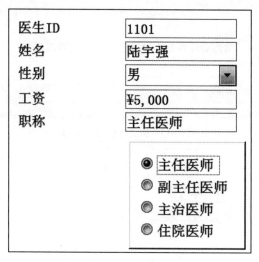

图 6-19　窗体效果

习　题

一、单选题

1. 宏的功能不包括（　　）。

   A. 运行其他宏

   B. 打开数据库时自动运行

   C. 对数据进行分组、计算、汇总和打印输出

   D. 根据条件的不同执行不同的操作

2. 为窗体或报表上的控件设置属性值的宏命令是（　　）。

   A.Setfield　　　　　B.SetProperty　　　　　C.MessageBox　　　　D.SetLocalVar

3. 宏对象中，RestoreWindow 操作用于（　　）。

   A. 最大化激活的窗口

   B. 最小化激活的窗口

   C. 将最大化或最小化窗口还原到原来的大小

   D. 移动激活的窗口

4. 如果将数据库中的表对象直接拖拽入宏设计器中，则会自动设置（　　）操作。

   A.OpenForm　　　　　B.OpenQuery　　　　　C.Setfield　　　　　D.OpenTable

5. 若想取消自动宏的自动运行，打开数据库时应按住（　　）。

   A.Alt 键　　　　　　B.Shift 键　　　　　　C.Ctrl 键　　　　　　D.Enter 键

6. 对宏组的描述不正确的是（　　）。

　　A. 宏组是由若干个子宏构成的

　　B. 宏组中至少包含一个子宏

　　C. 宏组中的各个子宏之间要有一定的联系

　　D. 在导航窗格中，宏组与普通宏的外观无差别

7. 在打开窗体时，最先触发的事件是（　　）。

　　A. Open　　　　　　　B. Load　　　　　　　C. Activate　　　　　　　D. Current

8. 条件宏的条件项是一个（　　）。

　　A. 窗体或报表中控件的值　　　　　B. 宏操作

　　C. 结果为逻辑值的表达式　　　　　D. SQL 语句

9. 下列哪一项可以判断奇数年与偶数年（　　）。

A.
```
If  Year(Date())/2=0  Then
    MessageBox
        消息  今年为偶数年！

        发嘟嘟声  是

            类型  无

            标题  条件宏

Else
 ⊟ MessageBox
        消息  今年为奇数年！

        发嘟嘟声  是

            类型  无

            标题  条件宏

End If
```

B.
```
If  Year(Date())/2=0  Then
    MessageBox
        消息  今年为奇数年！

        发嘟嘟声  是

            类型  无

            标题  条件宏

Else
 ⊟ MessageBox
        消息  今年为偶数年！

        发嘟嘟声  是

            类型  无

            标题  条件宏

End If
```

C.
```
If  Year(Date()) Mod 2=0  Then
    MessageBox
        消息  今年为偶数年！

        发嘟嘟声  是

            类型  无

            标题  条件宏

Else
 ⊟ MessageBox
        消息  今年为奇数年！

        发嘟嘟声  是

            类型  无

            标题  条件宏

End If
```

D.
```
If  Year(Date()) Mod 2=0  Then
    MessageBox
        消息  今年为奇数年！

        发嘟嘟声  是

            类型  无

            标题  条件宏

Else
    MessageBox
        消息  今年为偶数年！

        发嘟嘟声  是

            类型  无

            标题  条件宏

End If
```

NOTE

10. 以下关于嵌入宏的说法，正确的是（ ）。

    A. 嵌入宏不是独立的对象

    B. 嵌入宏可以在导航窗格中被直接运行

    C. 嵌入宏不能与其被嵌入的对象一起被复制

    D. 同一嵌入宏可以被多个对象调用

11. 可以由窗体事件触发执行的宏是（ ）。

    A. 嵌入宏   B. 独立宏   C. 子宏   D. 以上都可以

二、填空题

1. 宏是一个或多个（ ）的集合。

2. 要想使创建的独立宏在打开数据库时自动运行，则应将宏命名为（ ）。

3. 如果要调用宏组 a 中的子宏 b，采用的语法是（ ）。

4. 在窗体、报表或控件的独立事件中，通过宏生成器直接建立的宏，称为（ ）。

三、操作题

在"第 6 章 宏 \ 3 习题练习 \ 教学管理 – 练习"数据库中创建操作序列宏和含有条件操作的条件宏，完成以下操作。

1. 打开"教学管理"数据库的同时，以对话框形式自动打开"登录验证"窗体。

2. 在"登录验证"窗体中，用户名为"Tbl 学生"表中的学号，密码为该学号对应学生所在班级的班级编号，如学号为 0404022，对应的班级编号为 00171。

3. 创建"登录检查"条件宏完成验证功能：当单击"登录"按钮后，如果"用户名"输入错误，则显示"用户名输入错误！"消息框，如图 6-20 所示，消息框类型为"警告！"，关闭消息框，光标定位到"用户名"文本框中，提示用户重新输入用户名；如果"密码"输入错误，则显示"密码输入错误！"消息框，如图 6-21 所示，消息框类型为"警告！"，关闭消息框，光标定位到"密码"文本框中，提示用户重新输入密码。如果"用户名"和"密码"输入正确，当单击"登录"按钮后，打开"Frm 学生信息主窗体"。

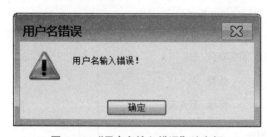

图 6-20 "用户名输入错误"消息框

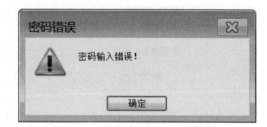

图 6-21 "密码输入错误！"消息框

4. 创建嵌入的宏：在"登录验证"窗体中，如果单击"退出"按钮，则将退出整个 Access 应用程序。

第 7 章 模块与 VBA 编程

模块是 Access 的一个重要对象，它以 VBA 编程语言为基础，以函数和子过程为单元。使用模块可以解决循环控制和数据库自动管理等复杂问题，实现宏所不能实现的功能，大大扩展了数据库的应用范围。

本章将通过 9 个实例来介绍 Access 的 VBA 编程语法、数据类型、变量及作用范围、流程控制、数组、自定义过程、ADO 数据库编程等内容。

本章介绍的中医药典型应用为：计算体重指数、中药毒性检查等。

本章实例、习题等练习文件及答案位于"实例与习题\第 7 章 模块与 VBA 编程"文件夹中。

实例 1 通过代码实现常用操作—— 初识 VBA 编程

【实例说明】

1. 在这个实例中，我们将学习如何通过 VBA 编程来实现在数据库开发过程中的一些常用功能，包括打开、关闭、最大化、恢复窗体等操作。

2. 操作要求：在"第 7 章 模块与 VBA 编程\1 实例练习\中医门诊－练习"数据库中，为窗体"FrmVBAStart"中各命令按钮添加单击事件处理程序，实现各控件功能，如图 7-1 所示。

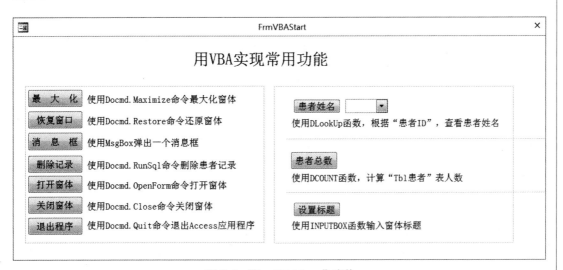

图 7-1 "FrmVBAStart"窗体

【实现过程】

1. 在"设计视图"中打开窗体"FrmVBAStart"。

2. 右击"最大化"命令按钮，单击"属性"，打开属性表。点击"事件"选项卡 > "单击"事件 > "生成器"按钮，选择"代码生成器"，进入 Visual Basic 编辑器，输入"最大化"命令按钮的事件处理程序代码，代码如下。

```
DoCmd.Maximize
```

3. 重复步骤 2，为其他控件添加单击事件处理程序，代码如下。

"恢复窗口"按钮

```
DoCmd.Restore
```

"消息框"按钮

```
MsgBox "欢迎使用中医门诊数据库", vbInformation, "Welcome"
```

"删除记录"按钮

```
DoCmd.RunSQL "delete FROM Tbl患者 WHERE 姓名='王渝'"
```

"打开窗体"按钮

```
DoCmd.OpenForm "FrmWelcome"
```

"关闭窗体"按钮

```
DoCmd.Close acForm, "FrmWelcome"
```

"退出程序"按钮

```
DoCmd.Quit acQuitSaveAll
```

"患者姓名"按钮

```
MsgBox DLookup("姓名","Tbl患者", "患者ID=" & Me.txtID)
```

"患者总数"按钮

```
MsgBox "患者表总人数：" & DCount("*", "Tbl患者")
```

"设置标题"按钮

```
Me.Caption = InputBox("请输入标题信息：")
```

【知识点】

1. VBA（Visual Basic for Application）是开发 Access 数据库应用程序的编程语言，也是其他 Office 套件的应用程序开发语言。在 Access 及其他 Office 组件的各版本中，都以 VBA 为核心编程语言，其语言结构和编程环境都是一样的。VBA 的编程环境为 Visual Basic 编辑器（VBE，Visual Basic Editor）。

2. DoCmd 对象的主要功能是通过调用包含在内部的方法实现对 Access 的操作，用法见表 7-1。

表 7-1　DoCmd 对象常用操作

DoCmd 操作	功能	示例	说明
OpenTable	打开表	DoCmd.OpenTable "T1"	打开表 "T1"
OpenQuery	打开查询	DoCmd.OpenQuery "Q1"	打开查询 "Q1"

续表

DoCmd 操作	功能	示例	说明
OpenForm	打开窗体	DoCmd.OpenForm "Frm1"	打开窗体 "Frm1"
OpenReport	打开报表	DoCmd.OpenReport "Rpt1", acViewPreview	以打印预览视图打开报表 "Rpt1"
RunMacro	运行宏	DoCmd.RunMacro "Mac1"	运行宏 "Mac1"
Close	关闭对象	DoCmd.Close acTable, "T1"	关闭表 "T1"
Quit	退出 Access	Docmd.Quit	如需退出时自动保存所有对象，则使用 acQuitSaveAll 参数
Maximize	最大化窗口	DoCmd.Maximize	最大化窗口
Minimize	最小化窗口	DoCmd.Minimize	最小化窗口
Restore	还原窗体	DoCmd.Restore	还原窗体
RunSql	运行 Sql 语句	DoCmd.RunSQL "Delete From 患者 Where ［姓名］='张一'"	删除 "患者" 表中 "姓名" 为 "张一" 的记录

3. MsgBox 函数功能是在对话框中显示消息，并返回用户点击的按钮信息。调用格式为：

MsgBox（Prompt,［Buttons］,［Title］）

Prompt 指定要在对话框中显示的信息，可以是常量、变量或表达式；Buttons 是整型表达式，指定消息框按钮的数目和类型，以及对话框上的图标；Title 指定对话框标题栏显示的信息。［ ］括起来的参数为可选项，如不输入，则使用系统默认值。如果不需要返回值，则可使用 MsgBox 语句。MsgBox 函数去除小括号后即为 MsgBox 语句。使用不同参数的 Msgbox 语句的运行结果，如图 7-2 所示。

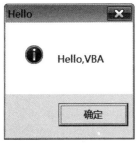

(1)MsgBox "Hello,VBA", vbInformation, "Hello"

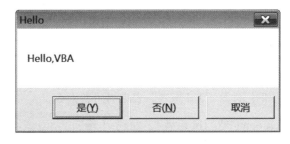

(2)MsgBox "Hello,VBA", vbYesNoCancel, "Hello"

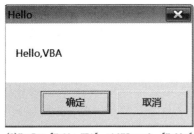

(3)MsgBox "Hello,VBA", vbOKCancel, "Hello"

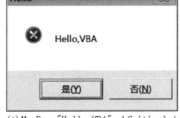

(4)MsgBox "Hello,VBA", vbCritical +vbYesNo,"Hello"

图 7-2　MsgBox 函数参数对输出结果的影响

4. 接收用户输入数据的 InputBox 函数。InputBox 函数的格式为：

InputBox(Prompt,［Title］,［Default］)

其中，Prompt、Title 与 MsgBox 函数对应的参数相同；Default 是字符串表达式，当对话框中无输入时，则该默认值作为输入的内容。示例代码如下：

> MsgBox " 欢迎您： " & InputBox(" 请输入您的姓名： "," 登录 ")

执行语句，将弹出输入对话框，输入数据并单击"确定"按钮后，弹出消息框，如图 7–3 所示。

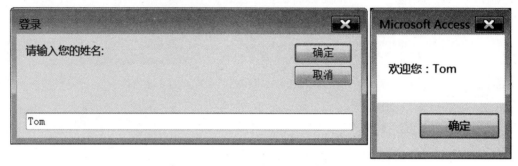

图 7–3　输入数据对话框（左图）和消息框（右图）

5. 域聚合函数。

（1）DLookup 函数。

函数功能：从指定记录集内获取特定字段的值。

语法格式：

> DLookup(Expr,Domain,Criteria)

示例：在 "Tbl 患者" 表中查找 "患者 ID" 为 10 的患者姓名。

> DLookup(" 姓名 ","Tbl 患者 "," 患者 ID=10")

（2）DCount 函数。

函数功能：返回特定记录集内的记录数。

语法格式：

> DCount(Expr,Domain,Criteria)

示例：计算 "Tbl 患者" 表中男患者人数。

> DCount("*","Tbl 患者 "," 性别 =' 男 '")

6. 注释语句。

可使用 Rem 或英文单引号（'）添加注释语句。使用 Rem 注释时，Rem 必须位于行首，不能位于程序语句之后；单引号注释可位于行首或行内。程序执行时不会运行注释语句，会将其忽略。示例代码如下：

> Rem 本程序由北京中医药大学信息中心开发
>
> MsgBox "Hello" '此语句将弹出一个消息框

7. Me。

Me 表示窗体或报表本身，如果代码所在的对象是窗体，Me 就表示当前窗体；如果代码所在的对象是报表，Me 就表示当前报表。代码如下：

> Me.text1 '表示当前窗体或报表上的控件 text1

8. Debug.Print 方法。

Debug.Print 用于在立即窗口中输出文本，如 Debug.Print "Hello!"。在 VBE 窗口中打开"立即窗口"的方法：单击"视图"菜单 >"立即窗口"命令，或使用快捷键【Ctrl+G】。

【思考与练习】

1. 查看 Access 帮助或使用搜索引擎，了解 Msgbox 函数可显示的按钮数目及形式有哪些。

2. 请使用 DoCmd 命令编写一段程序，该程序的功能是运行宏"练习 2 宏"。

【扩展资料】

程序书写规则：通常每条语句占一行，如果一行书写多条语句，语句之间用冒号（：）隔开。示例代码如下：

```
Dim i As Integer : Dim j As Integer
MsgBox "VBA Programming Language can be used in Word, Excel, Access and PowerPoint"
```

实例 2　根据身高体重计算体重指数——数据类型和变量

【实例说明】

1. 在这个实例中，我们将学习如何声明和使用变量。

2. 操作要求：在窗体"Frm 体重指数"中，根据体重指数公式计算用户的体重指数，如图 7-4 所示。已知：体重指数 = 体重（kg）/ 身高（m）^{2}。

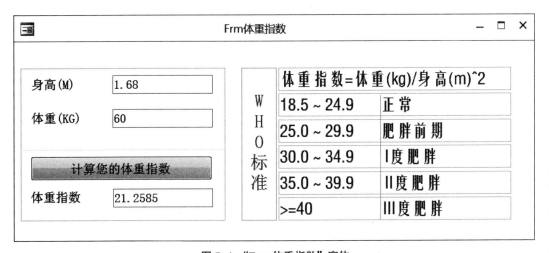

图 7-4　"Frm 体重指数"窗体

【实现过程】

1. 在"设计视图"中打开窗体"Frm 体重指数"。

2. 右击"计算您的体重指数"命令按钮，单击"属性"，打开属性表。单击"事件"选项卡 >"单击"事件 >"生成器"按钮。进入 Virual Basic 编辑器界面，输入该命令按钮的 Click 事件处理程序代码，代码如下。

```
Dim h As Single      '变量 h 用于存储身高数值
Dim w As Single      '变量 w 用于存储体重数值
Dim i As Single      '变量 i 用于存储体重指数
h = Val(txtShenGao)     'txtShenGao 是输入"身高"值的文本框名称
w = Val( txtTiZhong)    'txtTiZhong 是输入"体重"值的文本框名称
i = w / h ^ 2           '乘方运算符 ^ 左右应有空格分隔
txtIndex = Str(i)     ' txtIndex 是显示 " 体重指数 " 的文本框名称
```

【知识点】

1. 变量是指在程序中其值允许改变的量。每一个变量都必须有一个名称，可以使用 Dim 声明变量，声明格式为：

Dim 变量名［As 数据类型］

2. 数据类型是按被定义变量的性质、表现形式、占用存储空间的多少、构造特点来划分的。在 Access 中，创建表对象时涉及的很多字段数据类型，在 VBA 中都有对应的变量数据类型。如表 7-2 所示。

表 7-2　数据类型

数据类型	类型标识	取值范围及说明	默认值
字节	Byte	$0 \sim 255$	0
整型	Integer	$-32768 \sim 32767$	0
长整型	Long	-21 亿 ~ 21 亿	0
单精度	Single	$-3.4 \times 10^{38} \sim 3.4 \times 10^{38}$	0
双精度	Double	$-1.8 \times 10^{308} \sim 1.8 \times 10^{308}$	0
是 / 否	Boolean	True 或 False	False
货币	Currency	$-9 \times 10^{14} \sim 9 \times 10^{14}$，4 位小数	0
字符串	String	可存储字符、数字、标点符号等文本	""
日期 / 时间	Date	日期范围从 100 年 1 月 1 日到 9999 年 12 月 31 日，时间范围从 0:00:00 到 23:59:59。日期文字须以 # 括起来	0:00:00
变体	Variant	可以包含绝大多数类型的数据。声明变量时如果省略 "As 数据类型"，则所创建的变量默认为 Variant。也可以直接应用变量而不对其进行显式声明，系统会默认它为 Variant 数据类型	Empty

3. 用 Dim 语句声明多个变量时，需特别注意：

Dim x1 As Integer, x2 As Integer , x3 As Integer ' x1,x2,x3 均为 integer 型

Dim x1, x2, x3 As Integer ' x1 和 x2 省略了 "As 数据类型"，均为 Variant 型，x3 为 integer 型

4. Option Explicit 语句。

强制显式声明文件中的所有变量，或允许隐式声明变量。

语法：Option Explicit { On | Off }

On：可选。启用 Option Explicit 检查。如果未指定 On 或 Off，则默认值为 On。

Off：可选。禁用 Option Explicit 检查，允许变量的隐式声明。

如果使用 Option Explicit 语句，则它必须出现在其他代码语句之前。

当 Option Explicit On 或 Option Explicit 出现在模块中时，必须使用 Dim 或 ReDim 语句显式声明所有变量。如果尝试使用未声明的变量名，编译时将发生错误，这可以有效避免因变量名拼写错误而导致程序无法正常运行。

【思考与练习】

在窗体"Frm 加法运算"中有 2 个文本框和 1 个"求和"命令按钮，其功能是单击命令按钮时实现加法运算，并将计算结果显示在第 3 个文本框中。请编程实现该命令按钮功能。

【扩展资料】

1. 常量是指其值不能被改变的量。在 Access 中，除 1、"ab"、#2016-12-1# 等形式常量外，还有 3 种特殊类型常量：符号常量、固有常量、系统定义常量。这些特殊类型常量的使用可以增加代码的可读性，并且使代码更加容易维护。

（1）使用 Const 语句可创建符号常量。符号常量通常是在代码中反复使用的相同的值，或者是一些具有特定意义的数字或字符串，如圆周率可定义为 Const PI = 3.14159265。

（2）Access 声明了许多固有常量，所有固有常量都可用于宏或模块中。例如，代码中的 acForm、vbYesNo 属于固有常量。

（3）系统定义常量包括：True、False 和 Null。

2. 查看 Access 数据库中全部固有常量的方法：在 VBE 窗口中，单击"标准"工具栏中的"对象浏览器"按钮，在弹出的"对象浏览器"窗口中单击"工程 / 库"下拉列表并选择"Access"，在"类"列表框中选择"Constants"，即可看到全部固有常量，如图 7-5 所示。可用相同操作查看其他库的固有常量。

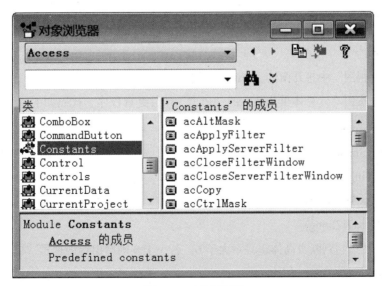

图 7-5 对象浏览器

实例 3   根据体重指数判断健康状况——分支结构语句

【实例说明】

1. 本实例将学习 If 语句和 Select 语句的用法。

2. 操作要求：打开窗体"Frm1 体重指数"，基于上一实例，使用 If 语句对用户输入的身高、体重信息进行检查，如果输入的值小于 0，则给出错误提示；如果输入正确，则计算体重指数。使用 Select Case 语句，根据体重指数显示世界卫生组织（WHO）标准中相应的评价，如图 7-6 所示。

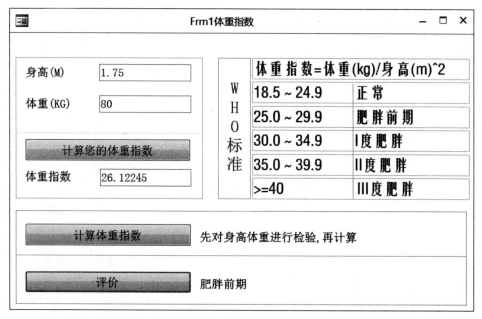

图 7-6   "Frm1 体重指数"窗体

【实现过程】

1. 在"设计视图"中打开窗体"Frm1 体重指数"。

2. 输入命令按钮"计算体重指数"的"单击"事件处理程序，代码如下：

```
Dim h As Single

Dim w As Single

Dim i As Single

h = Val(Me.txtShenGao)

w = Val(Me.txtTiZhong)

Rem  使用 If 语句判断身高体重是否大于 0，若小于 0 则给出错误提示

If h>0 And w>0 Then

    i = w / h ^ 2

    txtIndex =Str(i)
```

```
Else
    MsgBox " 身高或体重必须大于 0，请重新输入！ ", vbCritical ," 提示 "
End If
```

3. 输入命令按钮"评价"的"单击"事件处理程序，代码如下：

```
Rem 此段程序不含体重指数计算，运行前请先计算出体重指数
Dim i As Single
i = Val(Me.txtIndex) ' 将体重指数赋值给变量 i
Select Case i
    Case Is>=40
        lbl 评价 .Caption = " III 度肥胖 "
    Case Is>=35
        lbl 评价 .Caption = " II 度肥胖 "
    Case Is>=30
        lbl 评价 .Caption = "I 度肥胖 "
    Case Is>=25
        lbl 评价 .Caption = " 肥胖前期 "
    Case Is>=18.5
        lbl 评价 .Caption = " 正常 "
    Case Else
        lbl 评价 .Caption = " 体瘦 "
End Select
```

【知识点】

分支结构是在程序执行时根据不同的条件选择执行不同语句的结构。在 VBA 中有两种分支语句：If 语句和 Select Case 语句。

1. If 语句用法　If 语句的语法格式：

```
If < 条件表达式 > Then
    < 语句序列 1>
Else
    < 语句序列 2>
End If
```

在执行时，首先判断条件表达式是否为真，如果为真，则执行语句序列 1；否则执行语句序列 2。其中，Else 语句块可以省略，在省略 Else 语句块时，如果条件表达式不为真，则跳过 If 语句；语句序列 1 和语句序列 2 可以是多条 VBA 语句，也可以嵌套 If 语句。

2. Select Case 语句用法　Select Case 语句格式如下：

```
Select Case 表达式
    Case 条件 1
        语句序列 1
```

```
        ……
    Case  条件 n
        语句序列 n
    Case  Else
        语句序列 x
End  Select
```

Select Case 语句运行时，首先计算 Select Case 后面"表达式"的值，然后将表达式的值依次与下面各 Case 后的条件进行比较，然后执行第一个相匹配的 Case 条件后的语句序列，并结束 Select Case 语句。如果没有匹配的 Case 条件，则执行 Case Else 后的语句序列并结束 Select Case 语句。Case 后的"条件"有以下几种形式：

（1）单个值或一系列值，相邻两个值之间用逗号隔开，例如：Case "A" , "B"。

（2）用关键字 To 指定值的范围，其中第 1 个值不应大于第 2 个值，例如：Case "C" To "E"、Case 1 to 5。

（3）使用关键字 Is 和比较运算符指定范围，例如：Case Is<30；Case Is >"Q"。

（4）以上各种条件可以混用，例如：Case "A" ,"B" , "C" To "E",Is >"Q"。

【思考与练习】

1. 在本例中，用户输入身高体重等数据时，可能会录入异常数据。在窗体"练习 1Frm 体重指数"中，请用 If 语句分类检查这些异常情况并排除（异常数据包括 null、负数、0 或字母）。

2. 在窗体"练习 2Frm 处方系统"的"剂量"文本框中录入剂量时，判断剂量是否大于30，若大于 30 则弹出消息框给予提示。

3. 在使用 select case 语句时，条件次序的不同是否对结果有影响？如下面语句：

Case Is>=60	Case Is>=90
MsgBox " 及格 "	MsgBox " 优 "
Case Is>=90	Case Is>=60
MsgBox " 优 "	MsgBox " 及格 "

【扩展资料】

VBA 提供了 3 个具有分支功能的程序流程函数，分别是 IIf 函数、Switch 函数和 Choose 函数。IIf 函数已在第 3 章介绍过，下面介绍一下 Switch 函数和 Choose 函数的用法。

1. Switch 函数用法 Switch 函数根据不同的条件值来决定函数的返回值。函数调用格式为：

Switch（条件式 1，表达式 1，条件式 2，表达式 2，…条件式 n，表达式 n）

在运行时，该函数从左向右依次判断"条件式"是否为真，第一个为真"条件式"对应的"表达式"的值将作为函数返回值。例如：

city=" 纽约 "

MsgBox Switch(city=" 北京 "," 中国 ",city=" 纽约 "," 美国 ",city=" 伦敦 "," 英国 ")

运行结果为"美国"。

2. Choose 函数用法 Choose 函数是根据"索引表达式"的值返回对应选项列表中的值。

函数调用格式为：

> Choose（索引表达式，选项 1，选项 2…选项 n）

在运行时，如果"索引表达式"的值为 1，函数返回"选项 1"的值；如果"索引表达式"的值为 2，函数返回"选项 2"的值；依此类推。若没有与索引式的值相匹配的选项，则结果为 null。下面语句的功能是根据当前日期显示对应的周一到周日的英文缩写。

> MsgBox Choose(Weekday(Date),"Sun","Mon","Tue","Wed","Thu","Fri","Sat")

实例 4　实现重复运算——循环语句

【实例说明】

1. 在这个实例中，将学习循环结构 for 语句和 Do Until…Loop 语句用法。

2. 操作要求：打开窗体"Frm 流程控制"，完成计算:《世界人口状况报告》统计显示，2011 年世界总人口达到 70 亿，按年人口增长率 1.2% 算，50 年后世界人口数量将达多少？到哪一年世界人口数将会超过 80 亿？结果如图 7-7 所示。

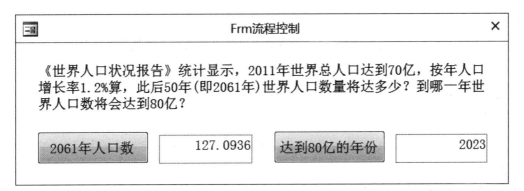

图 7-7　"Frm 流程控制"窗体

【实现过程】

1. 在"设计视图"中打开窗体"Frm 流程控制"。

2. 输入命令按钮"2061 年人口数"的"单击"事件处理程序，代码如下：

```
Dim i As Integer , num As Single
num = 70      ′变量 num 用于存储人数
For  i = 1  To  50
  num = num * 1.012
Next
txtnum = Str(num)   ′将人数显示于文本框 txtnum 中
```

3. 输入命令按钮"达到 80 亿的年份"的"单击"事件处理程序，代码如下：

```
Dim  y  As  Long       ′变量 y 用于存储年份
Dim  sum  As  Single  ′变量 sum 用于存储人数
y=2011
```

```
sum=70
Do Until sum>80
  sum= sum*1.012
  y=y+1
Loop
txtyear = Str(y)          '将计算结果显示于文本框 txtyear 中
```

【知识点】

1.循环结构可在指定条件下多次重复执行一组语句。For…Next 语句是 VBA 常用的循环语句，其语法格式为：

```
For 循环变量 = 初始值 To 终值 Step 步长
  循环体
Next
```

其执行步骤如下：

（1）将初始值赋值给循环变量；

（2）如果步长为非负值，且循环变量的值小于或等于终值时，则执行循环体；否则，跳出循环。

（3）如果步长为负值，且循环变量的值大于或等于终值时，则执行循环体；否则，跳出循环。

（4）执行完循环体后，循环变量的值按步长累加（即：循环变量＝循环变量＋步长），程序跳转至步骤 2。

如果省略"step 步长"，则步长为 1。在"循环体"中，可以在条件语句中使用 Exit For 强制退出循环。

2. Do…Loop 循环语句结构。

（1）Do Until…Loop 循环语句的格式为：

```
Do Until 条件式
  循环体
Loop
```

运行时，只有在"条件式"为假时才执行"循环体"，直到"条件式"为真时结束循环。

（2）Do…Loop Until 循环语句的格式为：

```
Do
  循环体
Loop Until 条件式
```

程序运行时，先执行一次"循环体"，然后再判断"条件式"，如果"条件式"为假，则继续执行"循环体"，直到"条件式"为真时结束循环。

（3）Do While…Loop 循环语句的格式为：

```
Do While 条件式
```

　　循环体

Loop

运行时，当"条件式"为真时执行"循环体"。

（4）Do…Loop While 循环语句的格式为：

Do

　　循环体

Loop While　条件式

运行时，先执行一次"循环体"，然后对"条件式"的值进行判断，当"条件式"为真时执行"循环体"。

可在"循环体"的条件语句中使用"Exit Do"强制退出 Do…Loop 循环。

【思考与练习】

1. 假设某人当前体重 100kg，从现在开始减肥，每月体重下降 1%，12 个月后他的体重是多少？若要体重从 100kg 减到 80kg，需坚持多少个月？在窗体"练习 1Frm 减肥问题"中，请通过 VBA 编程完成以上计算。

2. 计算 1+1/2+2/3+3/4+4/5+……+99/100 表达式结果。

实例 5　对录入药物进行毒性检查——数组

【实例说明】

1. 本实例将介绍数组的用法。

2. 操作要求：已知附子、半夏、天南星有毒性，它们对应的中药 ID 为 125、169、170。在"Frm 处方系统"窗体中录入上述有毒性的药物时，系统将给予提示。

【实现过程】

1. 在"设计视图"中打开窗体"Frm 处方系统"。

2. 输入"中药 ID"组合框的"更新前"事件处理程序，代码如下：

```
Dim ydzy(1 To 3) As Integer    '定义下标从 1 到 3 的数组 ydzy
Dim i As Integer
ydzy(1)=125      '附子的中药 ID
ydzy(2)=169      '半夏的中药 ID
ydzy(3)=170      '天南星的中药 ID
For i=1 To 3
    If 中药 ID = ydzy(i) Then
        MsgBox " 此药有毒性 !"
    End If
Next
```

3. 切换到"窗体视图"，在"中药 ID"组合框中选择"半夏"，系统将出现如图 7-8 所示的提示信息。

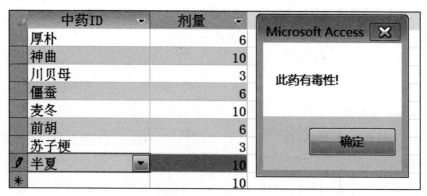

图 7-8　"Frm 处方系统"窗体结果视图

【知识点】

1. 数组是一组相同类型的变量集合。数组必须先声明后使用。

2. 声明数组的格式为：

格式一：

Dim　数组名 (下标上界) As　数据类型

格式二：

Dim　数组名 (下标下界　to 下标上界) As　数据类型

数组的声明实际上是为系统提供了数组名、数组类型、数组的大小等信息。默认情况下，数组下标下界为 0。可以在模块的声明区域使用 Option Base 0/1 来指定数组的默认下标下界是 0 或 1。

【思考与练习】

裴波那契是意大利著名数学家，在他的著作《算盘书》中有许多有趣的问题，其中包括著名的"兔子繁殖问题"：如果每对兔子每月繁殖一对子兔，而该对兔子在出生后第二个月就有生殖能力，试问如果一个院子内有 1 对刚出生的子兔，一年后院内有多少对兔子？已知兔子每月的对数为裴波那契序列：1，1，2，3，5，8，13……即从第 3 项开始，每项为前两项之和。打开窗体"Frm 兔子繁殖问题"完成计算。

【扩展资料】

1. 动态数组　动态数组在声明时未给出数组的大小（省略括号中的下标），当要使用它时，通过 ReDim 语句重新定义数组的大小。建立和使用动态数组需两步操作。

（1）用 Dim 语句声明动态数组，声明格式为：

Dim | Public | Private　变量名 ( ) As　数据类型

（2）用 ReDim 语句声明动态数组的大小，声明格式为：

Redim［Preserve］变量名 (下标上界)［As　数据类型］

在过程中可多次使用 ReDim 来改变数组的大小，也可改变数组的维数。只使用 ReDim 会使原来数组中的值丢失，可以在 ReDim 语句后加 Preserve 参数用来保留数组中的原有数据。ReDim 语句中的类型可以省略，若不省略，必须与原 Dim 语句声明的类型保持一致。

2. 多维数组　声明多维数组的格式为：

格式一：

Dim | Public　变量名 (下标 1 上界，下标 2 上界，…) As　数据类型

格式二：

Dim | Public　变量名 (下标 1 下界 to 下标 1 上界，下标 2 下界 to 下标 2 上界，…)　As 数据类型

示例代码如下：

Dim　a(2,3) As　Integer

Dim　b(1 To 3, 1 To 5) As　Integer '第 1 维下标 1 到 3, 第 2 维下标 1 到 5

3. For Each…Next 语句　For Each…Next 语句用于对数组或集合中的每个元素进行遍历。语句的格式为：

For Each　循环变量　In　数组 / 集合

　　循环体

Next

其中，对数组进行遍历时，要求循环变量是 Variant 类型；如果对窗体或报表上的控件进行遍历，要求循环变量是 Variant 类型或 Control 类型。对数组操作的示例代码如下：

Dim TestArray(2) As Integer, I As Variant

TestArray(0) = 5: TestArray(1) = 50: TestArray(2) = 500

For Each I In TestArray

　　Debug.Print I

Next I

该代码的功能是循环遍历数组，并且将每个值输出。

实例 6　创建函数计算体重指数——自定义过程

【实例说明】

1. 本实例将介绍自定义过程的用法。

2. 操作要求：创建计算体重指数的 Function 过程，并通过调用该过程给文本框赋值。

【实现过程】

1. 在"设计视图"中打开窗体"Frm2 体重指数"。

2. 点击"设计"选项卡 >"工具"组 >"查看代码"命令，进入 VBE 编程环境，创建如下计算体重指数的 Function 过程。

Rem 自定义函数的名称为 "funGetIndex"，包含 2 个参数，返回值的类型为 Single

```
Function funGetIndex(h As Single, w As Single) as single
    Dim i As Single
    i = w / h ^ 2
    funGetIndex = i
End Function
```

3. 输入命令按钮"计算体重指数"的"单击"事件处理程序，代码如下：

```
Dim hh As Single, ww As Single
hh =Val( txtShenGao)
ww = Val( txtTiZhong)
Me.txtIndex = Str(funGetIndex(hh, ww))
```

【知识点】

1. Function 过程用于定义具有返回值的函数。Function 过程定义格式为：

Function 函数过程名 (参数 1 As 数据类型 , 参数 2 As 数据类型 , …) [As　数据类型]

　　[程序代码]

End Function

关于函数的几点说明：

（1）函数的返回值是通过给"函数名"赋值实现的。在函数"程序代码"中，至少要对函数名赋值一次。

（2）通过使用函数名调用函数，如需传递参数，则在其后的圆括号中给出所需的参数值。

（3）同一模块内不允许出现同名函数。

（4）[As 数据类型] 部分为函数指定返回值的类型。若省略类型指定，则函数返回变体类型（Variant）的数据。

（5）函数有返回值，因此在调用函数时，既可以在赋值语句中将函数的返回值赋值给变量，也可以将返回值作为过程的参数使用。

（6）在函数中，可以使用 Exit Function 语句中断并退出函数。

2. Sub 过程又称为子过程、子程序，无返回值。Sub 过程定义格式为：

Sub 子过程名 (参数 1 As 数据类型 , 参数 2 As 数据类型 , …)

　　[子过程代码]

End Sub

在 Sub 过程内的任何位置都可以使用 Exit Sub 语句中断并退出当前过程。

调用 Sub 过程的方法是直接调用过程名，或使用关键字 Call 调用。示例代码如下：

```
Rem 定义 subMsg 子过程
Sub subMsg()
    MsgBox "Happy New Year!"
End Sub
```

调用 subMsg 子过程的两种方法：

subMsg '调用 Sub 过程，方式 1

Call subMsg '调用 Sub 过程，方式 2

3. 参数传递。

参数可分为形参（形式参数）和实参（实际参数）。声明过程时设置的参数称为形参；调用过程时，传递给过程的参数称为实参。使用 ByVal 修饰的形参表示该参数按值传递。ByRef 修饰的形参表示该参数按地址传递。ByRef 是 VBA 的缺省选项。

【思考与练习】

1. Sub 过程和 Function 过程有什么区别？

2. 已知"圆面积 = πr²"，定义一个求圆面积的函数，调用该函数并提供 r 实参时将返回相应的圆面积。π 取值为 3.14。

【扩展资料】

消息框 MsgBox 函数能够返回用户选择按钮的值，示例代码如下：

Dim i as Integer

i = MsgBox(" 您确定退出系统吗？ ", vbYesNo)

If i = vbYes then   '如果用户单击"是"按钮

　DoCmd.Quit acQuitSaveAll

Else

　If i = vbNo then   '如果用户单击"否"按钮

　　MsgBox " 欢迎您回来！ ", vbInformation, "Welcome"

　End If

End If

MsgBox 函数的返回值有很多种，如表 7-3 所示。

表 7-3　MsgBox 函数的返回值

响应	固有常量	值
确定	vbOK	1
取消	vbCancel	2
终止	vbAbort	3
重试	vbRetry	4
忽略	vbIgnore	5
是	vbYes	6
否	vbNo	7

实例7　跨窗体数据调用——使用公共变量和公共函数

【实例说明】

1. 本实例介绍在标准模块中使用公共变量和公共过程实现信息共享的方法。

2. 操作要求：医生使用"Tbl 密码"表中的密码在窗体"FrmLogin"登录后，系统自动打开"体重指数"窗体，窗体标题栏中显示"欢迎某医生"。创建计算体重指数的公共函数，以便在任何窗体和报表中调用。

【实现过程】

1. 单击"创建"选项卡 > "宏与代码"组 > "模块"按钮，新建标准模块，并将其保存为"全局变量和函数"。

2. 在模块中输入以下代码：

```
Public docID As String        '变量 docID 用于存储医生 ID 号
Public Function funGetDocName() as string
    If Len(docID) > 0 Then
        funGetDocName = DLookup(" 姓名 ", "Tbl 医生 ", " 医生 id='" & docID & "'")
    Else
        funGetDocName = "Guest"
    End If
End Function
```

3. 在"设计视图"中打开"FrmLogin"窗体，输入"登录"命令按钮的事件处理程序，代码如下：

```
If DCount(" 医生 id", "tbl 密码 ", " [ 医生 id]='" & cmbUser & "' And [ 密码 ]='" & txtPsd & "'")>0 Then
    docID=cmbUser  ' 将医生 ID 存储于全局变量 docID 中
    DoCmd.OpenForm " 体重指数 "
Else
    MsgBox " 用户名或密码错误，请重新输入！ ", vbCritical, " 提示 "
End If
```

4. 在"设计视图"中打开"体重指数"窗体，输入窗体的"加载"事件处理程序，代码如下：

```
Me.Caption=" 欢迎您 " & funGetDocName() & " 医生 "
```

5. 设计完毕。运行"FrmLogin"窗体，输入用户名和密码，单击"登录"按钮打开"体重指数"窗体，如图 7-9 所示。

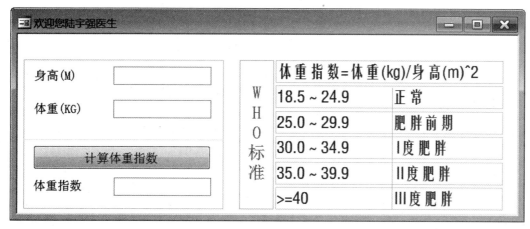

图 7-9 "体重指数"窗体

【知识点】

1. 变量的作用域 变量的作用域是变量在程序中的有效范围。根据声明关键字（如 Dim、public 等）和声明变量的位置不同，可将变量的作用域分为：过程级变量、模块级变量和公共变量。

（1）过程级变量 在过程内使用 Dim 关键字声明的变量或过程内的隐式变量。过程级变量仅在声明变量的过程中有效。过程级变量具有在过程内部使用的最高优先级，即当存在与过程级变量同名的模块级变量或公共变量时，模块级的变量或公共变量被屏蔽。

（2）模块级变量 在类对象或模块对象的"声明"区域使用 Dim 关键字声明的变量。这些变量可供该模块中的所有过程使用。

（3）公共变量 在模块对象的"声明"区域使用 Public 关键字声明的变量。数据库中任何过程都可以共享公共变量。

2. Function 过程和 Sub 过程的作用域 声明 Function 过程或 Sub 过程时可使用 Public 或 Private 关键字修饰。在标准模块中，使用 Public 修饰的过程表示所有模块的所有其他过程都可调用这个过程。在标准模块或类对象中，使用 Private 修饰的过程，表示只有包含其声明的模块内的其他过程可以调用该过程。

3. 模块的分类 VBA 代码可包含在 Access 类对象和模块中。Access 类对象是窗体或报表的组成部分，通常只包含被窗体和报表自身调用的代码；模块也称为标准模块，是 Access 数据库的一种对象，通常包含可在整个数据库中使用的"全局"代码。查看类对象代码的方法是：在"设计视图"中打开窗体或报表，"窗体设计工具" > "设计"选项卡 > "工具"组 > "查看代码"命令。查看模块中代码的方法是："导航窗格" > "模块"对象栏 > 双击待查看的模块对象。

【思考与练习】

1. 什么情况下适合使用标准模块代码，什么情况下适合使用类对象代码？

2. 如何声明公共模块级别范围的过程，如何声明私有模块级别范围的过程？

3. 编写公共函数 funGetptName，函数功能是根据患者 ID 获取患者姓名。

NOTE

实例 8　编程读取医生表中数据——初识 ADO 编程

【实例说明】

1. 在这个实例中，我们将学习 ADO 编程，包括 Connection、Recordset 等对象的用法。

2. 操作要求：在"立即窗口"中输出全部医生的"医生 ID""姓名""职称"信息。

【实现过程】

1. 单击"创建"选项卡 >"宏与代码"组 >"模块"命令，创建一个标准模块。将其保存并命名为"ADO"。

2. 在模块的代码编辑区添加子过程 subConnectionRecord 和 ADO 编程代码，该子过程的主要功能是输出"Tbl 医生"表的相关信息。示例代码如下：

```
Sub  subConnectionRedord()
    '声明并实例化 Connection 对象和 RecordSet 对象
    Dim  cnn  As  ADODB.connection
    Dim  rst  As  ADODB.Recordset
    Set  rst=New  ADODB.Recordset
    '使用 CurrentProject 对象的 Connection 属性返回当前数据库连接会话
    Set  cnn=CurrentProject.Connection
    '使用 RecordSet 对象的 Open 方法打开记录集
    rst.Open  "Select 医生 ID, 姓名 , 职称  from  tbl 医生 ", cnn
    Debug.Print  rst.GetString
    '关闭对象并断绝变量与对象的关联
    rst.Close : cnn.Close  '冒号用于分隔同一行中的语句
    Set  rst=Nothing : Set  cnn=Nothing
End  Sub
```

显示"立即窗口"：单击 VBE 窗口"视图"菜单 >"立即窗口"命令。

3. 运行子过程：将光标定位在此子过程中，单击 VBE 窗口"运行"菜单 >"运行子过程 / 用户窗体"命令，即可在"立即窗口"中看到医生信息。

【知识点】

1. ADO，即 ActiveX 数据对象（ActiveX Data Objects），是基于组件的数据库编程接口。

2. Connection 对象为用户定义连接到数据源的会话，使用 Connection 对象前必须先声明和实例化。Connection 的 Open 方法用于建立同数据源的连接，open 方法执行后，就建立了同数据源的物理连接。Close 方法用于关闭一个数据库连接。

3. RecordSet 对象可承载表或查询中的记录。要使用 RecordSet 对象，必须先声明并实例化，RecordSet 对象的 Open 方法用来将它指向一组记录集。本实例使用了 Connection 对象变量，实际应用中，也可以不用 Connection 对象变量，直接使用以下方法打开当前数据库的记录集：

rst.Open "Select 医生 ID, 姓名 , 职称 from Tbl 医生 ",CurrentProject.Connection

4. Recordset 的 GetString 方法将 Recordset 中的内容作为字符串返回。

5. 使用 close 方法可关闭 Connection、Recordset 等对象，被关闭的对象可再次打开。

6. Set 可将对象引用赋给变量；也可将 Nothing 赋给变量，以断绝该变量与任何对象的关联，释放系统资源。

7. 如果在运行子过程时出现编译错误，提示"用户定义类型未定义"，如图 7-10 所示，则需添加引用，方法为：单击 VBE 窗口"工具"菜单 > "引用"命令，勾选"Microsoft ActiveX Data Objects 2.0 Library"（或更高版本）即可。

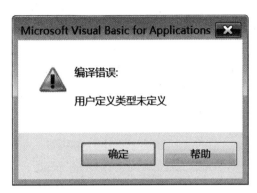

图 7-10　编译错误提示

【思考与练习】

1. 将"Tbl 医生"和"Tbl 患者"表中的"姓名""性别"信息依次输出到立即窗口中。

2. 通过 ADO 编程读取表中的数据的步骤是什么？

【扩展资料】

在本例中，还可以使用其他方法读取"Tbl 医生"表中的数据。列举如下。

（1）方法 1：使用 RecordSet 对象查询"Tbl 医生"表中的数据，代码如下：

```
Sub subRecordset()
    '声明并实例化 RecordSet 对象
    Dim rst As ADODB.Recordset
    Set rst=New ADODB.Recordset
    '使用 RecordSet 对象的 Open 方法打开记录集
    rst.Open "Select * from Tbl 医生 ", CurrentProject.Connection
    '在"立即窗口"打印记录集
    Debug.Print rst.GetString
    rst.Close
    Set rst=Nothing
End Sub
```

（2）方法 2：使用 Command 对象查询"Tbl 医生"表中的数据，代码如下：

```
Sub subCommand()
    '声明和实例化 Command 对象
    Dim cmd As ADODB.Command
    Set cmd = New ADODB.Command
    '使用 SQL 语句设置数据来源
    cmd.CommandText = "select * from Tbl 医生 "
    cmd.ActiveConnection = CurrentProject.Connection
```

```
' 使用 Execute 方法和 GetString 方法执行 SQL 语句并返回记录集
Debug.Print  cmd.Execute.GetString()
Set  cmd = Nothing
End  Sub
```

（3）方法 3：将 Command 对象和 RecordSet 对象结合使用，代码如下：

```
Sub subRecordSetComrnand()
   ' 声明和实例化 Command 对象
   Dim  rst  As  ADODB.RecordSet
   Dim  cmd  As  ADODB.Command
   Set  cmd = New  ADODB.Command
   ' 使用 SQL 语句设置数据来源
   cmd.CommandText = "  select  医生 ID, 姓名 , 性别 , 参加工作时间 , 工资 , 职称  from
Tbl 医生 "
   cmd.ActiveConnection = CurrentProject.Connection
   ' 使用 Execute 方法和 GetString 方法执行 SQL 语句并返回记录集
   Set  rst = cmd.Execute
   Debug.Print  rst.GetString()
   Set  cmd=Nothing
   rst.Close
   Set  rst=Nothing
End  Sub
```

实例 9　编程修改医生表中数据——认识 RecordSet 对象参数

【实例说明】

1. 这个实例将介绍 ADO 编程读取和修改表中字段内容的方法。

2. 操作要求：将医生 ID 为 "1101" 的医生所有诊治过的患者姓名存入 "Tbl 医生" 表该医生的 "就诊患者" 字段中，患者姓名之间使用空格分隔。已提供 "医生就诊患者" 查询，用以显示 "1101" 医生所诊治的患者 ID 和患者姓名。

【实现过程】

1. 打开标准模块 "ADO 访问表"。

2. 在模块的代码编辑区添加如下子过程代码：

```
Sub  subVisitTable()
   Dim  cnn  As  ADODB.Connection
   Dim  rst1  As  ADODB.Recordset, rst2  As  ADODB.Recordset
```

```
    Dim ptNames As String        'ptNames 存储各患者姓名
    Set cnn = CurrentProject.Connection
    Set rst1 = New ADODB.Recordset
    Set rst2 = New ADODB.Recordset

' 打开医生 ID 为 '1101' 的记录集
    rst1.Open "SELECT distinct 医生 ID, 患者 ID, 姓名 FROM [ 医生就诊患者 ]", cnn
    Do Until rst1.EOF
      ptNames = ptNames & rst1(" 姓名 ") & " "
      rst1.MoveNext
    Loop
    rst1.Close

    rst2.CursorType = adOpenStatic
    rst2.LockType = adLockOptimistic
' 打开 "Tbl 医生" 表医生 ID 为 '1101' 的记录集
    rst2.Open "SELECT 医生 ID, 就诊患者 FROM Tbl 医生 where 医生 ID='1101'", cnn
    rst2(" 就诊患者 ") = ptNames
    rst2.Update
    Debug.Print rst2.GetString
    rst2.Close
    Set rst2 = Nothing
End Sub
```

3. 运行子过程 subVisitTable, 观察 "立即窗口" 中的输出内容和 "Tbl 医生" 表更新情况。

【知识点】

1. Recordset 对象提供了 4 种在记录集中移动记录的方法, 如表 7-4 所示。

表 7-4　在记录集中移动记录的方法

方法	说明
MoveFirst	移到记录集的第一个记录
MoveLast	移到记录集的最后一个记录
MovePrevious	移到上一个记录
MoveNext	移到下一个记录

2. 使用 CursorType 属性可以指定打开 RecordSet 对象时应使用的游标类型。默认为 adOpenForwardOnly, 此时只允许记录从前往后移动, 不支持 RecordCount 属性。属性值为 adOpenStatic 时表示支持游标前后移动, 支持 RecordCount 属性。

3. 使用 LockType 参数可以指定记录集是否允许更新。默认值 adLockReadOnly 不允许对记录集做任何改变。若将 LockType 的值设为 adLockOptimistic 则允许对记录集进行编辑操作。本实例中打开"Tbl 医生"表的代码还可以写成以下形式：

```
rst.Open "SELECT 医生 ID, 就诊患者 from Tbl 医生 where 医生 ID='1101'", CurrentProject.Connection, adOpenStatic, adLockOptimistic
```

4. 使用 RecordSet 对象的 Update 方法，可以更新记录集中的字段值。若要使用 Update 方法，要求将 LockType 设置为 adLockOptimistic。UpdateBatch 方法将在 Recordset 对象中所做的所有更改传输到基础数据表中，实现批量更新。

【思考与练习】

在本实例的基础之上，将每位医生诊治的患者姓名存入"Tbl 医生"表相应医生的"就诊患者"字段中。

【扩展资料】

1. 使用 RecordSet 对象的 AddNew 方法，可以为记录集添加记录。使用 Update 方法将添加的记录存储到基础数据表中。示例代码如下：

```
Rem 以下代码功能为在 "Tbl 医生 " 表中添加一条新记录
Dim  rst  As  ADODB.RecordSet
Set rst  = New  ADODB.RecordSet
rst.ActiveConnection=CurrentProject.Connection
rst.cursortype = adopenstatic
rst.LockType=adLockOptimistic
rst.Open  "Tbl 医生 ", Options:=adCmdTable
' 添加一行新的记录
rst.AddNew
rst(" 医生 ID") = "2400"
rst(" 姓 ")=" 刘 "
rst(" 名 ")=" 飞 "
rst(" 性别 ")=" 男 "
rst.Update
rst.Close
Set rst=Nothing
```

2. 使用 RecordSet 对象的 Delete 方法，可以删除基础数据表中的记录。示例代码如下：

```
Rem 以下代码的功能是删除 "Tbl 医生 " 表中的最后一条记录
Dim rst As ADODB.Recordset
Set rst = New ADODB.Recordset
rst.ActiveConnection = CurrentProject.Connection
rst.cursortype=adOpenKeyset
rst.LockType = adLockOptimistic
```

```
rst.Open  "Tbl 医生 ", Options:=adCmdTable
' 移动到最后一条记录并删除
rst.MoveLast
rst.Delete
rst.Close
Set rst = Nothing
```

习　题

一、单选题

1. 下列属于通知或警告用户的命令是（　　）。

　　A. PrintOut　　　　　　B. OutputTo　　　　　C. MsgBox　　　　　　D. RunWarnings

2. 能够实现从指定记录集里检索特定字段值的函数是（　　）。

　　A. Nz　　　　　　　　B. Find　　　　　　　C. Lookup　　　　　　D. DLookup

3. 下面语句中用于打开报表的是（　　）。

　　A. DoCmd.OpenForm　　　　　　B. DoCmd.OpenReport

　　C. DoCmd.OpenQuery　　　　　　D. DoCmd.OpenTable

4. ADO 的含义是（　　）。

　　A. 开放数据库互联应用编程窗口

　　B. 数据库访问对象

　　C. 动态链接库

　　D. ActiveX 数据对象

5. 在下面的循环结构中循环体将被执行（　　）。

```
Dim i As Integer,t As Integer
For i = 9 To 0 Step –3
    t = t + 1
Next i
```

　　A. 0 次　　　　　　　　B. 1 次　　　　　　　C. 4 次　　　　　　D. 5 次

6. 运行下列程序，结果是（　　）。

```
Private Sub Command0_Click()
    f0=1:f1=1:k=1
    Do While k<=5
      f=f0+f1
      f0=f1
      f1=f
```

```
        k=k+1
    Loop
    MsgBox "f=" & f
End Sub
```

A. f=5   B. f=7   C. f=8   D. f=13

7. 有如下事件程序，运行该程序后输出结果是（   ）。

```
Private Sub Command1_Click()
    Dim x As Integer,y As Integer
    x=1:y=0
    Do Until y<=25
        y=y+x*x
        x=x+1
    Loop
    MsgBox  "x=" & x & ",y=" & y
End Sub
```

A. x=1,y=0   B. x=4,y=25   C. x=5,y=30   D. 输出其他结果

8. 下列程序的功能是计算 sum=1+(1+3)+(1+3+5)+……+(1+3+5+……+39)。

```
Private Sub Command1_Click()
    t=0
    m=1
    sum=0
    Do
        t=t+m
        sum=sum+t
        m=_____
    Loop While m<=39
    MsgBox  "Sum=" & sum
End Sub
```

为保证程序正确完成上述功能，空白处应填入的语句是（   ）。

A. m+1   B. m+2   C. t+1   D. t+2

9. 设有如下过程：

```
x = 1
Do
    x = x + 2
Loop Until_____
```

运行程序，要求循环执行 3 次后结束循环，空白处应填入的语句是（   ）。

A. x<=7   B. x<7   C. x>=7   D. x>7

10. 定义了二维数组 A(2 to 5,3 to 5),则该数组元素个数为（　　）。

A. 6 　　　　　　　 B. 12 　　　　　　　 C. 25 　　　　　　　 D. 10

11. 在标准模块"模块 1"中定义了变量 x 和变量 y，如下所示，则变量 x 和变量 y 的作用范围分别是（　　）。

```
Dim x As Integer
Public y As Integer
Sub demoVar()
    x = 3
    y = 5
    Debug.Print x & " " & y
End Sub
```

A. 模块级变量和过程级变量　　　　　 B. 过程级变量和公共变量

C. 模块级变量和公共变量　　　　　　 D. 过程级变量和模块范围

12. 调用下面子过程，弹出的消息框显示值为（　　）。

```
Sub a()
    Dim x,y,m
    x = 10
    y = 100
    If x > y Then
        m = x
    Else
        m = y
    End If
    MsgBox m
End Sub
```

A. x 　　　　　　　 B. y 　　　　　　　 C. 10 　　　　　　　 D. 100

13. 调用下面子过程，弹出的消息框显示值为（　　）。

```
Sub GetRank()
Dim score
score = 85
If score >= 90 Then
    MsgBox "优"
Else
    If score >= 80 Then
        MsgBox "良"
    Else
        If score >= 60 Then
```

```
        MsgBox " 及格 "
      Else
        MsgBox " 不及格 "
      End If
    End If
  End If
  End Sub
```

    A. 优　　　　　　　　B. 良　　　　　　　　C. 中　　　　　　　　D. 差

14. 以下代码中有错误不能够编译运行的是（　　）。

    A.

```
  Sub subArray( )
    Dim a(2) As Integer
    a(1) = 10:  a(2) ="BU123"
    MsgBox a(2)
  End Sub
```

    B.

```
  Sub subArray( )
    Dim a(2) As Integer
    a(1) = 10:  a(2) =a(1)
    MsgBox a(2)
  End Sub
```

    C.

```
  Sub subArray( )
    Dim a(2) As Integer
    a(1) = 10:  a(2) =11
    MsgBox a(2)
  End Sub
```

    D.

```
  Sub subArray( )
    Dim a(2) As Integer
    a(1) = 10:  a(2) =1.1
    MsgBox  a(2)
  End Sub
```

15. 在 VBA 中，能自动检查出来的错误是（　　）。

    A. 语法错误　　　　B. 逻辑错误　　　　C. 运行错误　　　　D. 注释错误

二、填空题

1. 宏和（　　）可以响应 Access 的窗体或报表事件。

2. 在"教学管理"数据库中,"Tbl 学生"表中有"学号"和"姓名"字段,使用 DLookup 函数从"Tbl 学生"表获取学号为"0404002"的学生姓名的语句为(   )。

3. 要实现如图 7-11 所示消息框, VBA 代码语句为(   )。

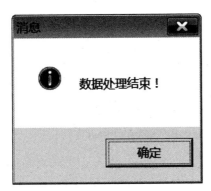

图 7-11 消息框

4. 命令 DoCmd.Close acForm "Frm1" 的功能是(   )。

5. 以下 VBA 代码中, var 是(   )范围的变量。

```
Sub varLc( )

    Dim var As Integer

    var = 5

    msgbox  var

End Sub
```

6. 在下面的程序代码中,运行 sub 子过程 useVarLc 后,会依次弹出 3 个消息框,显示变量 var 的值,这 3 个消息框的显示值分别是(   )(提示: Integer 型变量定义时默认值是 0)。

```
Dim var As Integer

Sub varLc()

    var = var + 1

    MsgBox var

End Sub


Sub useVarLc()

    Call varLc

    Call varLc

    Call varLc

End Sub
```

7. 以下是窗体的类对象程序,其中 Command0_Click 是命令按钮 Command0 的单击事件处理程序,则单击 Command0 按钮显示结果是: x=(   )。

```
Dim x As Integer

Private Sub Form_Load()

    x = 3
```

```
    End Sub
    Private Sub Command0_Click()
        Dim b As Integer
        b = x ^ 2
        Call fun1(x,b)
        Call fun1(x,b)
        MsgBox "x=" & x
    End Sub
    Sub fun1(ByRef y As Integer,ByVal z As Integer)
        y = y + z
        z = y - z
    End Sub
```

8. 窗体中有两个命令按钮："显示"（控件名为 cmdDisplay）和"测试"（控件名为 cmdTest）。当单击"测试"按钮时，首先弹出消息框，若单击消息框的"确定"按钮，则隐藏窗体上的"显示"按钮；若单击"取消"按钮则直接返回到窗体中。请补充完整下面的语句。

```
Private Sub cmdTest_Click()
    Answer = （ ）(" 隐藏按钮 ?",vbOKCancel + vbQuestion, "Msg")
    If Answer = vbOK Then
        Me!cmdDisplay.Visible = （ ）
    End If
End Sub
```

三、操作题

说明：本章练习使用"第 7 章 模块与 VBA 编程 \3 习题练习 \ 教学管理 – 练习"数据库，答案参见"第 7 章 模块与 VBA 编程 \4 习题答案 \ 教学管理 – 答案"数据库。

1. 在"教学管理"数据库中，打开"1 常用操作方法"窗体，完成如图 7-12 所示的操作，要求如下：

（1）以窗体视图的方式打开"学生信息窗体"，以直接保存的方式关闭该窗体。

（2）以打印预览的方式打开报表"学生信息报表"；以提示保存的方式关闭"学生信息报表"。

（3）inputbox 练习：点击右侧"请输入"按钮，弹出输入对话框要求用户输入姓名，然后在右侧的文本框中显示"×××：你好！"。

（4）点击右侧按钮弹出消息框，文字内容是"禁止通行！"标题为"注意"。

（5）制作数字时钟，显示系统当前的日期和时间。

2. 在"Tbl 课程"表中有"任课教师"备注型字段，请根据"Tbl 排课"表，将各课程的任课教师名单添加到"任课教师"字段中，使用 ADO 编程实现此功能。程序运行结果如图 7-13 所示。

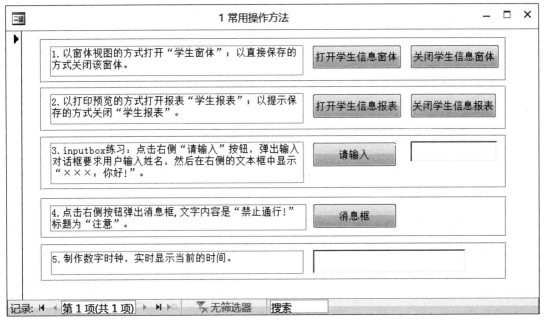

图 7-12　"常用操作方法"窗体

课程号	课程名称	学分	学时	任课教师
00034	科技管理学	1	18	
00035	领导科学	1	18	刘红娟
00036	流行病学	2.5	45	梁文本
00037	社会医学	1.5	27	陈志婷,梁文本
00038	卫生法学	1	18	张建莲
00039	卫生经济学	3	54	
00040	卫生事业管理	2	36	刘飞卫
00041	卫生统计学	3	54	
00042	卫生学	1.5	27	陈志婷
00043	医疗保险学	1	18	
00044	医院管理学	1	18	刘飞卫,刘红娟
00045	医院经营管理	2	36	
00046	医院信息管理	2	36	
00047	预防医学概论	2.5	45	

记录：第 1 项(共 747 I　无筛选器　搜索

图 7-13　"Tbl 课程"表

NOTE

参考文献

［1］马星光，刘仁权 .Access2010 中医药数据库实例教程 .北京：中国中医药出版社，2012.

［2］教育部考试中心 .全国计算机等级考试二级教程——Access 数据库程序设计（2011 年版）.北京：高等教育出版社，2010.

［3］全国计算机等级考试命题研究组 .全国计算机等级考试考点分析、题解与模拟（二级 Access）（1 版）.北京：电子工业出版社，2005.

［4］全国计算机等级考试命题研究中心 .全国计算机等级考试上机考题、全真笔试、历年真题三合———二级 Access（1 版）.北京：电子工业出版社，2009.

［5］李书珍，韩爱庆，沈俊辉，等 .数据库应用技术（Access2007）.北京：中国铁道出版社，2010.

［6］李书珍，沈俊辉，韩爱庆，等 .数据库应用实验指导及题解（Access2007）.北京：中国铁道出版社，2010.

［7］教育部考试中心 .全国计算机等级考试二级教程——Access 数据库程序设计（2009 年版）.北京：高等教育出版社，2008.

［8］杰诚文件 .Access 2007 数据库管理从入门到精通（1 版）.北京：中国青年出版社，2007.

［9］Alison Balter 著；谢晖等译 .Access 2007 开发指南 .北京：人民邮电出版社，2008.

［10］李春葆，曾平 .Access 数据库程序设计 .北京：清华大学出版社，2005.

［11］李雁翎 .数据库技术及应用——Access.北京：高等教育出版社，2005.

［12］陈恭和 .数据库基础与 Access 应用教程 .北京：高等教育出版社，2003.

［13］张强，杨玉明 .Access2010 中文版入门与实例教程 .北京：电子工业出版社，2011.

［14］科教工作室 .Access2010 数据库应用（第二版）.北京：清华大学出版社，2011.